おなかからやせる!

内臓脂肪を落とす食事

監修：前川 智
料理：牧野直子

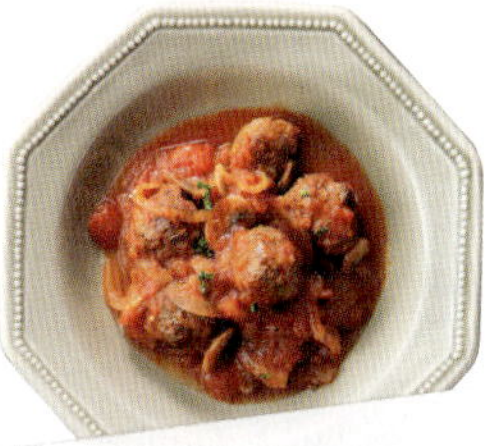

あなたの食事、「内臓脂肪を増やす食事」かもしれません

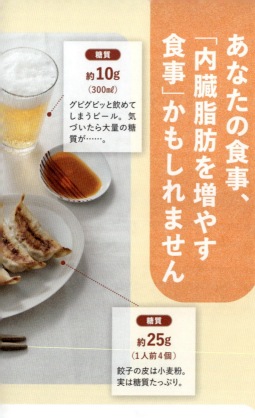

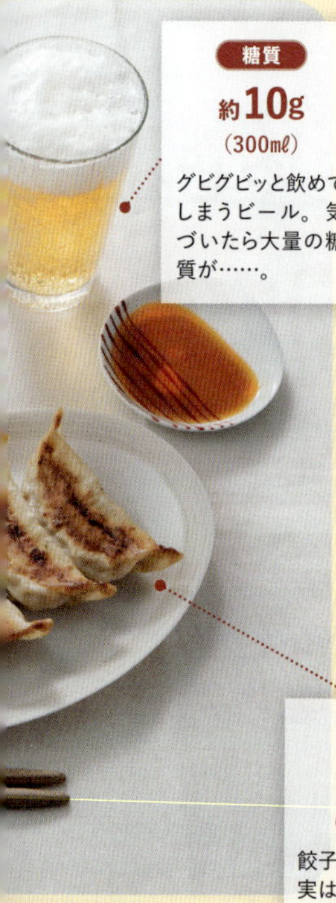

糖質

約10g

（300mℓ）

グビグビッと飲めてしまうビール。気づいたら大量の糖質が……。

糖質

約25g

（1人前4個）

餃子の皮は小麦粉。実は糖質たっぷり。

今の食事の糖質量はどれくらい？

あなたは普段、どんな食事をとっているでしょうか。朝は忙しいからパン、お昼はうどんやパスタで済ませ、夕飯はビールを飲みながら食べる……。そんな生活を送っていませんか？

年齢とともに代謝も落ちて、おなかまわりにたっぷりお肉が……。ジョギングを始めたけれど続かない。そんな声を多く聞きます。

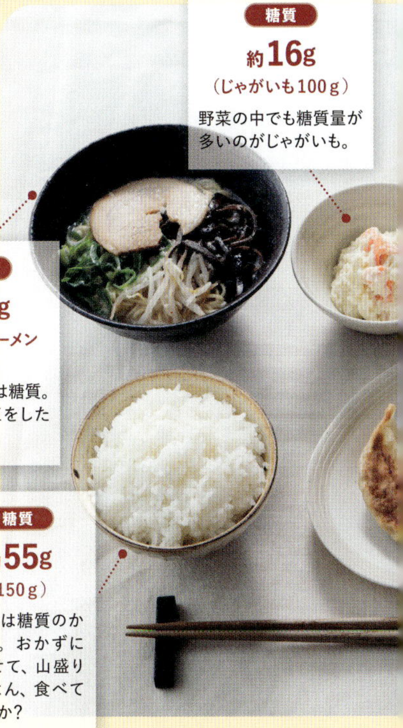

糖質

約16g

（じゃがいも100g）

野菜の中でも糖質量が多いのがじゃがいも。

糖質

約80g

（とんこつラーメン1杯）

ラーメンの麺は糖質。これに替え玉をしたらさらに……。

糖質

約55g

（150g）

ごはんは糖質のかたまり。おかずに合わせて、山盛りのごはん、食べてませんか？

また、おなかは出ていないけれど、健康診断で内臓脂肪の蓄積を指摘されてしまった、という方もいるかもしれません。

私たちの食事は、気にしていないとついつい糖質が多くなりがちです。そして糖質のとりすぎは、内臓脂肪や皮下脂肪を増やしてしまいます。

普段食べているものをちょっと見直して、無理をしなくても続けられる。体が変わっていく。それが、この本で紹介する最新の「糖質オフ」です。

＼これだけ守れば大丈夫！／

やせる食事のとり方

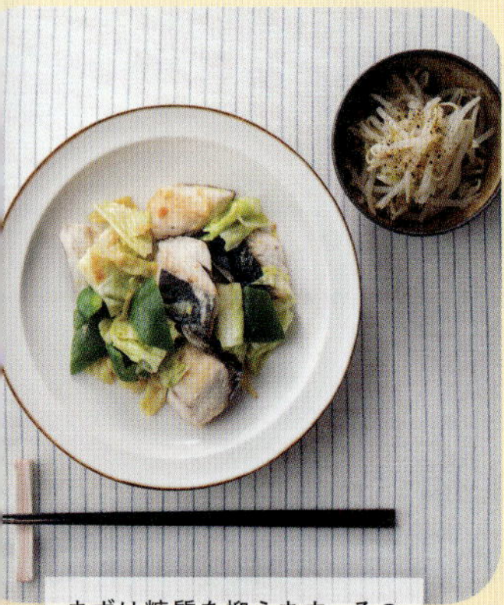

まずは糖質を抑えます。その分、たんぱく質で満足感もある肉・魚・大豆製品などを食べ、栄養素をしっかりとりましょう。

1日の糖質量を守り、たんぱく質と脂質はしっかりとる

内臓脂肪を落とすには、糖質オフが効果的です。でも食事によってダイエットをする、と聞くと、極端に量を制限したり、夜は食べてはいけなかったり、細かいカロリー計算をしなければいけなかったりと、ハードルが高いと感じる人も多いでしょう。

糖質オフで守ってほしいのは、「1日の糖質量」と「糖質以外の栄養素はしっかりととる」こと。

まずは1日でとる糖質量を減らします。ごはんやパンなど、糖質がメインの食材は調整が必要です。

でも、糖質はすべてＮＧ、と

3大栄養素

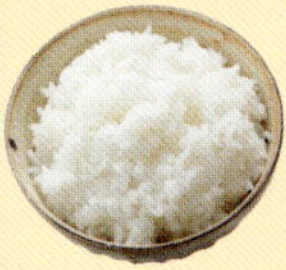

炭水化物（糖質）

体のエネルギー源になる「糖質」と、体内の消化酵素で消化できない「食物繊維」がある。

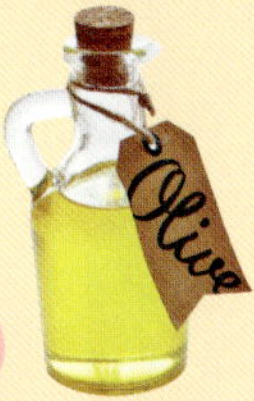

たんぱく質

体の構成に必要な栄養素。ホルモンや酵素などの成分のもとにもなる。

脂質

体のエネルギー源になる、体温保持、肌に潤いを与えるなど、体の調子を整える。

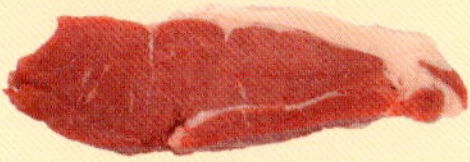

いうわけではありません。工夫することで、しっかり食べることができます。

　また、ごはん以外のジュースやお菓子、果物などにも糖質が多く含まれるため、そういったところから調整していくという手もあります。

　糖質を抑えたら、たんぱく質や脂質はしっかりとりましょう。体には上記のように、大きく分けて3つの栄養素が必要です。これらをしっかりとっていくことで、健康的な体をつくることができます。

　何よりも大切なのは、長く続けていくことです。極端に糖質を減らしてリバウンド、ということにならないようにしたいもの。

　健康的に続けられて、内臓脂肪も肥満も解消できるメソッドを、これから詳しく紹介していきます。

Contents

前川智先生が答える！
糖質オフQ&A

本書の特徴と使い方

糖質オフは、極端な方法では続かずリバウンドしがちです。無理せず効率的に行っていきましょう。

肉+副菜 **魚+副菜** **卵・大豆+副菜**

主菜でたんぱく質をしっかりとり、副菜で食物繊維などのその他の栄養を補います。ごはんを組み合わせるときは、量に注意をし、朝か昼にとるようにしてください。

鍋料理

簡単にできる鍋料理は、肉・魚や野菜などをしっかり食べられて食事の満足度がアップ。市販の"鍋のもと"は余分な糖質をとってしまいがちなので避けましょう。

丼もの **ワンプレート**

丼ものや麺類はそのままだと糖質量が多くなってしまうので、糖質量を減らしたアイデアレシピがおすすめです。単品食べにならないよう、P112からの作りおきの料理など、副菜を組み合わせるようにしてください。

作りおき・弁当

毎日忙しくて食事をつくる時間がなかなかとれない人もいるでしょう。作りおきをしておくと、献立に副菜として1品加えられますし、弁当にも活用できます。

おやつ

間食は基本的に避けたいのですが、市販のものより、糖質オフのおやつをつくって食べるのが◎。

この本のレシピについて

- 写真の料理は1人分です（鍋料理は2人分です）。
- 電子レンジは600Wのものを使用しています。
- 糖質量の「Total」は、おかずの糖質量+ごはん100gの糖質量を記載しています。
- 成分は、成人1人分のエネルギー、糖質量を記載しています。1日の糖質量が120g以下になるようにしましょう。材料は2人分を記載しています。

Part 1

内臓脂肪を撃退！

糖質オフの基礎知識

まずは
ここから!

そもそも糖質ってどんなもの?

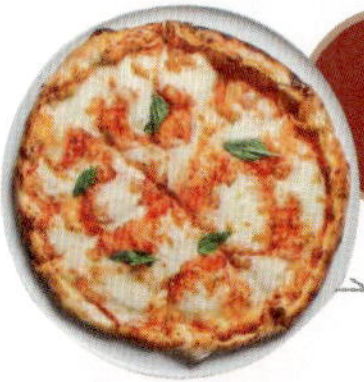

ピザ

糖質(1枚)
約**90g**

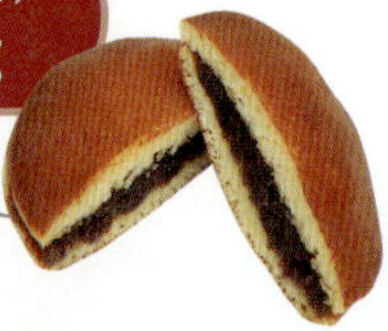

どら焼き

糖質(1個)
約**50g**

あなたが
普段食べているもの、
糖質量を知って
いますか?

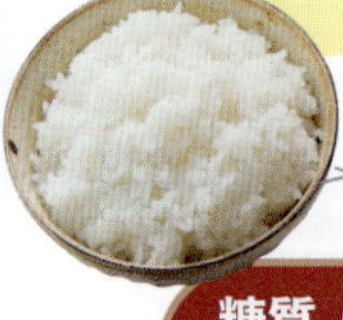

ごはん

糖質(1杯=150g)
約**55g**

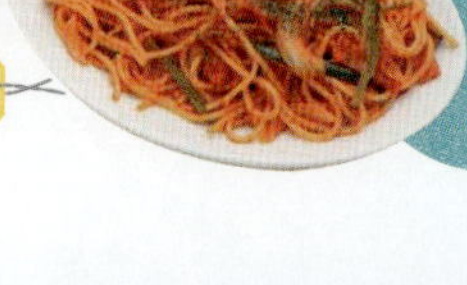

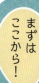

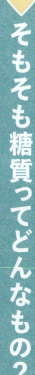

ナポリタン

糖質(1人前)
約**85g**

甘くない食べ物にも糖質は含まれている

糖質と聞くと、「甘い物だけに含まれている」と思いがちですが、実はそうではありません。

たとえば、茶碗1杯分のごはんとどら焼き1個、糖質はどちらが多いと思いますか？　甘いどら焼きの方が、糖質量が多いと考えるかもしれませんが、**ごはん茶碗1杯分とどら焼き1個はどちらも50g前後**。糖質量はほぼ同じなのです。

糖質はこのほか、パスタやうどん、そばなどの麺類、かぼちゃやさつまいもなどのいも類、果物、小麦粉を多く使った食品などに多く含まれています。

糖質は、「三大栄養素」のひとつです。**三大栄養素とは、体を維持するためのエネルギー源となる「糖質」「たんぱく質」「脂質」のこと**。「糖質」を「炭水化物」と定義している書籍やWEBサイトもありますが、炭水化物と糖質はどう違うのでしょうか？

炭水化物は「糖質」と「食物繊維」で構成されています。つまり、**炭水化物から食物繊維をとり除いたものが「糖質」**です。白米や小麦粉のように、人工的に精製された食べ物には食物繊維がごくわずかしか含まれていません。白米を炊くごはんや小麦粉が原料の麺類は、8～9割が糖質からできており、「糖質のかたまり」と考えてさしつかえありません。

糖質は大切な栄養素
ただし脂肪の蓄積に注意

糖質は、私たち人間が生きるためになくてはならない、大切な栄養素です。ただし、とりすぎは厳禁。糖質をとりすぎると内臓脂肪や皮下脂肪が蓄積し、肥満になるリスクが高いからです。**特に内臓脂肪は生活習慣病の多くの原因。**糖尿病や動脈硬化、認知症のリスクを高めます。**本書では、1日あたりの糖質量を120g以内**に抑えることをおすすめしていますが、日本人の1日の平均糖質摂取量は250g。これは明らかにとりすぎです。

ただし、摂取してもいい糖質もあります。「エリスリトール」という成分です（左図参照）。もちろんとりすぎは禁物ですが、糖質オフダイエットの期間中には、エリスリトールを主成分とする「ラカントS」「パルスイートカロリーゼロ」などを使う手もあります。

炭水化物から食物繊維を除いたものが糖質

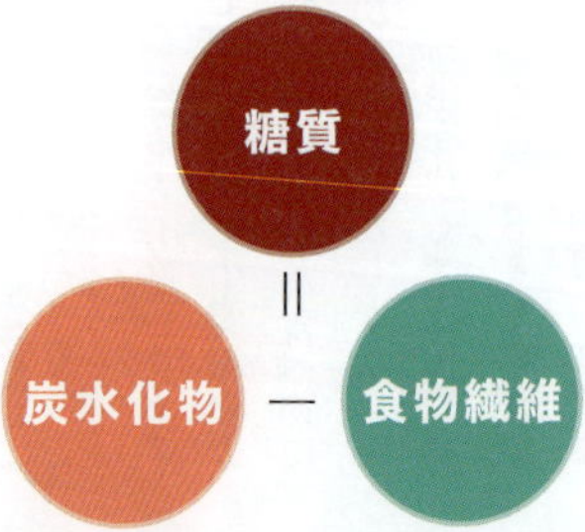

糖質にはさまざまな種類がある

- **糖質**
  - **糖類**
    - **単糖類**：ブドウ糖、果糖など
    - **二糖類**：乳糖、ショ糖、麦芽糖など
  - **多糖類**：でんぷん、オリゴ糖、デキストリンなど
  - **糖アルコール**：エリスリトール、キシリトール、ソルビトールなど
  - **合成甘味料**：アセスルファムカリウム、スクラロース、アスパルテームなど

いまさら聞けない！
糖質をとりすぎた際のリスク

糖質をとりすぎるとどうなる!?

糖質がもっとほしくなる

健康を害する「三大中毒」、みなさんはご存じですか？　アルコール中毒、ニコチン中毒、残りのひとつが「糖質中毒」です。さまざまな研究から、糖質には中毒性・依存性があることがわかっています。「炭水化物やお菓子がどうしてもやめられない」という人は、糖質中毒・糖質依存になっているかもしれません。

「血糖値スパイク」が起こる

食後、強烈な眠気やだるさに見舞われていませんか？　それは「血糖値スパイク」のせいかもしれません。血糖値スパイクとは、食後に血糖値が急上昇し、その後は血糖値が急激にダウンする現象のことです。これが眠気やだるさを引き起こすのです。放置しておくと血管がダメージを受け、動脈硬化を招きます。

脂肪がどんどんたまる

糖質をとると血糖値が上がります。すると、すい臓から血糖値の上昇を抑えるインスリンが分泌されます。実は、このインスリンには脂肪を合成する働きもあります。つまり、糖質をとればとるほどインスリンが分泌され、体内で脂肪がどんどんつくられていくというわけ。糖質の過剰摂取は肥満のもとと心得ましょう。

内臓脂肪が蓄積される

食事からとった糖質は体内でエネルギーに変換されます。余った分は、非常時のためのエネルギー源として、内臓脂肪や皮下脂肪としてストックされます。日本人の中高年男性の場合は、内臓脂肪としてため込まれる可能性が高く、結果、ぽっこりおなかになります。内臓脂肪は生活習慣病の原因にもなるので、要注意です。

どう違う？

カロリー制限と糖質オフの違い

カロリー制限の食事

糖質が半分以上を占めている

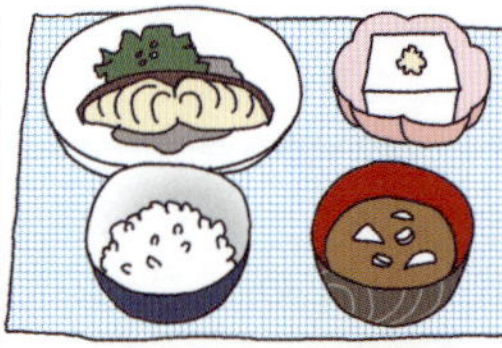
アルコールも制限
カロリーが高い
脂質を控えるため、
あっさりとした食事に
カロリー計算が大変
主食でカロリーをとる分、
おかずの量が少なめ

従来型ダイエットの定番・カロリー制限

太る理由は単純です。食べ物から摂取するカロリーが、体が消費するカロリーを上回っているからです。そこで誕生した食事療法がカロリー制限食です。カロリー制限食はダイエットの王道ですが、デメリットもあります。まず、**食事のたびに食材一つひとつのカロリーを計算するのはとても大変**。また、主食でカロリーをとる分、**おかずの量が少なめ**になりますし、揚げ物のような高カロリーなおかずは避けなければいけないので、**あっさりとした食事になりがち**です。当然、アルコールも制限されます。これらがストレスとなり挫折する人は珍しくありません。

糖質オフの食事

糖質を抑えその分たんぱく質と脂質を増やす

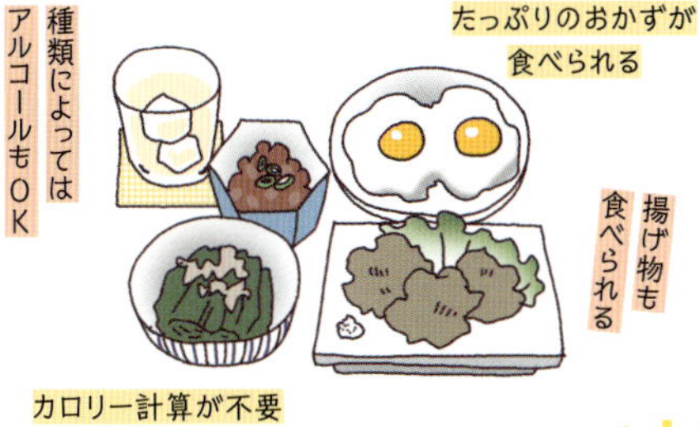
種類によってはアルコールもOK
たっぷりのおかずが食べられる
揚げ物も食べられる
カロリー計算が不要

糖質オフは揚げ物もお酒もOK！

糖質オフとは、簡単にいえば、ごはん、麺、パンなどの糖質たっぷりの食べ物を減らして、その代わりにおかずをしっかり食べる食事法です。**面倒なカロリー計算は必要ありませんし、揚げ物もOK。**焼酎やウイスキーなどであればお酒も飲めます。とはいえ、食べすぎ・飲みすぎはもちろんNGです！

糖質オフには、カロリー制限食よりも栄養バランスがよいというメリットもあります。

一般的なカロリー制限食は、目標エネルギー量を糖質約60％、たんぱく質約20％、脂質約20％の割合で摂取します。

一方、糖質制限食は糖質から摂取するエネルギー量を30％以下に設定するため、**たんぱく質約25％、脂質約45％**となり、バランスがよくなるのです。血糖値も上がりすぎないため、**内臓脂肪の蓄積も防げます。**

知って
おきたい！

糖質オフでやせるしくみ

糖質オフの3つのポイント

POINT 1 糖質量を守る 1日120g以下

体重を落とすための糖質量は必ず守ること。夜の糖質量は極力少なめに。

POINT 2 たんぱく質はしっかりと

糖質を減らす代わりにとりたいのがたんぱく質。不足しないようおかずでしっかりとりましょう。

POINT 3 食物繊維と良質な脂質をとる

野菜やきのこ、海藻、こんにゃく類は食物繊維がたっぷり。しっかり食べましょう。青背魚に含まれるDHAやEPA、オリーブオイルなど、良質な脂質をきちんととることも大切です。

どれくらい制限が必要？

体重を落とすためには、1日の糖質摂取量は120g以内がおすすめ。ごはんやパンなどのいわゆる**「主食」は、糖質が多いので夜以外に、糖質量は1回40g以下**に抑えてとりましょう。主食を減らした分、おかずでたんぱく質をしっかりと。から揚げ、天ぷらなどの揚げ物もOK。

糖質オフでなぜやせるのか

糖質を制限してたんぱく質をとる

↓

たんぱく質はアミノ酸に分解。
血糖値が上がらない

↓

インスリンの分泌量が少なくてすむ

↓

糖質が脂肪として蓄積されない ／ **内臓脂肪が燃える**

↓

やせる！

糖質を制限するとまず内臓脂肪が減る！

糖質、脂肪、たんぱく質は重要なエネルギー源です。これらは糖質→脂肪→たんぱく質の順に消費されます。しかし、現代人の多くは糖質をとりすぎです。糖質は分解されてブドウ糖になり、血中にとりこまれて血糖値が上昇。インスリンというホルモンが過剰に分泌され、余分な糖質は脂肪として蓄積されてしまいます。体は糖質を消費するので精一杯。脂肪はなかなか燃焼されません。

一方、糖質を制限すると、体は糖質の代わりにまず**内臓脂肪を燃やしてエネルギー源**とします。また、糖質が制限されれば血糖値が上がりにくくなるのでインスリンの分泌が抑えられ、糖質が脂肪として体にたくわえられるのを防ぐこともできます。つまり、糖質オフをすると、**危険な内臓脂肪から落とせる**うえに、太りにくい体を手に入れることができるというわけです。

ムリなくスタート！

正しい糖質オフダイエットを始めよう！

糖質で肥満になるのはなぜ？

糖質をとる

▼

血糖値が上がる

▼

すい臓からインスリンが分泌

▼

余った糖分が中性脂肪となり蓄積される

糖質をとりすぎると内臓脂肪がたまる！

あまり食べていないのに体重が増えるという悩みをよく聞きます。しかし、そうした人のほとんどは**1日の栄養摂取量が基準を大幅に超えており**、特に糖質をとりすぎています。

糖質をとると血糖値が上がります。血糖値は血液中の糖分の量で、値が高いままでは生命に危険がおよぶため、すい臓からインスリンが分泌されて血糖値を下げます。このとき、余った糖分は最終的に内臓脂肪や皮下脂肪としてため込まれます。下半身よりもおなかまわりにぜい肉がついている人は、**糖質のとりすぎにより内臓脂肪が蓄積している**可能性大。生活習慣病の一歩手前なのです。

前川式

やせる体の6か条

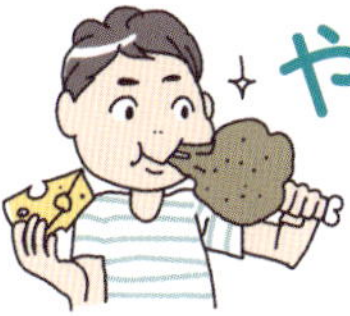

糖質オフを成功させるためには
次の6つの約束を守ってください。
これが最も大切なことです。

1 主食や菓子類は控える

ごはん、パン、麺類、お菓子など、精製した小麦粉や砂糖を使った食べ物は糖質たっぷり。できるだけ控えましょう。主食は、**もち麦などを加えてかさ増し**をするか、玄米、全粒粉のパンなどの**未精製穀物**を少量食べます。やせたいなら、1日の糖質摂取量は120g以下に！

特に、運動量が減る夜は、摂取した糖質はエネルギーとして消費されず脂肪として蓄積されてしまいます。夕方以降の糖質はNGです。

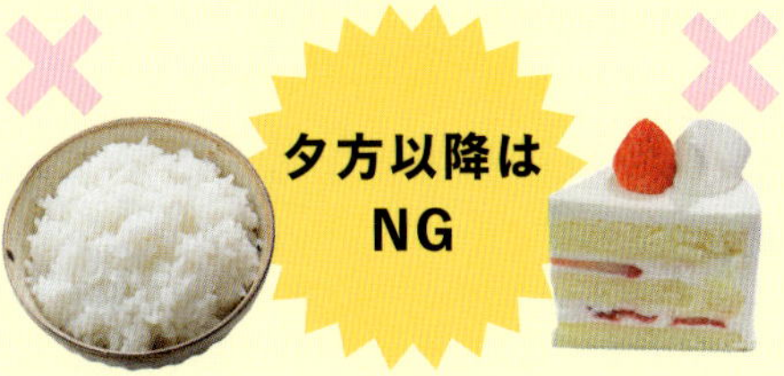

2 間食から卒業する

おやつや食後のデザートが習慣の人は要注意。お菓子はどれも糖質が多く、ごはん1杯分の糖質量に匹敵するものもあります。一見ヘルシーなドライフルーツも実は多くの糖質を含みます。砂糖やクリームたっぷりの飲み物や清涼飲料水も避けましょう。これらを控えれば、かなりの糖質量を減らせます。がまんできないときは、チーズ・ナッツ類、本書のおやつレシピを少量とりましょう。

3 果物にご用心！

果物は体にいいというイメージがありますが、実は、糖質もたっぷり含まれています。食べたいときは、果物から摂取する糖質量が**1日10g**を超えないようコントロールを。りんごなら1/4個、みかんなら1個程度を午前中に食べます。ビタミンCは果物ではなく、**葉野菜**からとるようにしましょう。

4 買いだめをやめる

家に食べ物があると、空腹ではなくてもつい食べてしまうもの。食べないためには、**まず買わない・常備しないことが大切**です。非常時に備えた備蓄も、カップ麺のように糖質が多い食品は避け、**魚介の干物や缶詰、サラミ、ナッツ、水、糖質制限飲料**などがおすすめです。

5 よく噛んで食べる

「早食いは太るもと」といいますが、これは科学的に実証されています。東京工業大学大学院社会理工学研究科の林直亨教授（当時）らのチームは、12人の成人が621kcalの食事をとったとき、食べるスピードで、食後3時間のエネルギー消費量がどう違うかを調べました。すると、早く食べた場合はエネルギー消費量が15kcalだったのに対し、ゆっくり噛んで食べた場合は30kcalと倍になることがわかったのです。

噛むことで脳の満腹中枢が刺激され、少量でも満足感を得られます。**ひと口につき30回を目安**にしっかり噛みましょう。30回噛まずに口の中で溶けてしまう食品は、糖質が多い可能性大です。

6 体重が落ちてきたら筋トレをプラス

体脂肪2kgを消費するのに必要な運動量は、軽いジョギングなら約44時間！　運動だけでやせるのは、現実にはかなり非効率です。

とはいえ、運動は健康維持にはとても有効です。**体重がある程度落ちたら、筋トレがおすすめ。**大量に糖を消費できます。毎日、上半身と下半身を交互に筋トレで鍛えると、リバウンドのリスクが減ります。

あなたは糖質中毒？ チェックテスト

今のあなたの食事を見直してみましょう。
当てはまる番号に○をつけてください。

1 午後に疲れが出る、あるいはおなかが空く。
2 昼食後のデザートを食べ終わっても、もっとデザートが欲しくなる。
3 甘い物やでんぷん質のもの、スナック菓子を食べ始めると、なかなかやめられない。
4 デザート抜きの豪勢な食事よりも、普通の食事にデザートをつけたほうがいい。
5 きちんと食事をとった後、もう一食食べられるような気がすることがある。
6 肉と野菜だけの食事では満足できない。
7 疲れているときは、ケーキやクッキーを食べると気分が回復する。
8 じゃがいも、パン、パスタ、デザートがあれば、ほかに野菜はいらない。
9 ごはん、パン、パスタ、じゃがいも、デザートなどを食べた後に、強い眠気に襲われることがある。
10 自分が食事をしていないときに、ほかの人が食べていると落ち着かない。
11 夜食を食べないと眠れないときがある。
12 夜中に目が覚め、何か食べないと眠れないときがある。
13 友人宅で食事をする予定があっても遅くなる可能性があるので、少し食べてから行く。
14 人に隠れて食べることがある。
15 レストランで料理が運ばれてくる前にパンを食べすぎてしまう。

○の数が10個以上だと危険、
4個以上だと要注意。
糖質中毒の可能性があります。

あなたのその行動、太る食行動になってない？

1 …… そんなことはない
2 …… ときどきそういうことがある
3 …… そういう傾向がある
4 …… まったくその通り

1	早食いである。	1 2 3 4
2	コンビニをよく利用する。	1 2 3 4
3	宴会・飲み会が多い。	1 2 3 4
4	料理が余るともったいないので食べてしまう。	1 2 3 4
5	食後でも好物ならおなかに入る。	1 2 3 4
6	夕食の品数が少ないと不満である。	1 2 3 4
7	身のまわりにいつも食べ物を置いている。	1 2 3 4
8	よく噛まずに飲み込んでしまう。	1 2 3 4
9	食事の時間が不規則である。	1 2 3 4
10	食事のメニューは和食よりも洋食が多い。	1 2 3 4
11	ビールをよく飲む。	1 2 3 4
12	ゆっくり食事をとる暇がない。	1 2 3 4
13	食前にはおなかが空いていないことが多い。	1 2 3 4
14	毎日同じ食事メニューが多い。	1 2 3 4
15	食事のときは次から次へと口に入れて食べてしまう。	1 2 3 4

1～4のそれぞれの数を数えましょう。
1・2が10個以上の人の食行動は合格。
3・4が10個以上の人は見直しが必要です。

挫折せずに成功させる

無理なく継続することが成功のカギ！

糖質オフダイエットに失敗してしまう理由とは？

「過去に何度か糖質オフダイエットに挑戦したけれど、結局続けられなかった」という人もいるのではないでしょうか。

糖質オフに挫折してしまう理由はいくつか考えられます。

まずは、糖質をとっていないつもりでも、実際には摂取してしまっているケース。 糖質は果物や根菜類などにも多く含まれています。152～155ページで、NG食品、OK食品をおさらいしておきましょう。

「外食が多くて糖質をコントロールするのが難しい」「ごはんや麺類を抜くのがつらい」という声もよく聞きます。ただ、1日に食事をする機会は3回ありますから、そのなかで糖質量をやりくりすることはできるはず。**1日あたりの糖質量を120g以内に抑えれば、ごはんや麺類、パンを食べてもいい**のです。コンビニやファミレス、居酒屋でも、メニューの選び方次第で糖質オフはできます。

ただ、カロリー消費が少なくなる**夜は、糖質はできるだけ控えたほうが糖質オフの効果が早く出ます。**

糖質をとりすぎても、あきらめる

必要はありません。次の食事を抜く、糖質を減らすなどの工夫をして、2～3日のスパンで調整しましょう。

どうしてもラーメンやケーキを食べたくなったら、飲んだ後や食後に「ついで」に食べるのではなく、ラーメン、ケーキそのものを目当てに食べたほうが満足感はあります。常習はいけませんが、自分の欲求に臨機応変に対応することも、糖質オフを続けるコツです。

続かない糖質オフ

- 気づかないうちに糖質をとってしまっている
- 毎食ごとの糖質量を厳格に決めすぎている
- 一度でも糖質をとりすぎるとあきらめてしまう
- 糖質が多い食べ物を、飲酒後や食後に「ついで」に食べてしまう

続く糖質オフ

- ごはん、麺類、パンだけでなく、野菜や果物などの糖質にも気をつけている
- 1日、または2～3日スパンで糖質量を柔軟にコントロールできる
- ラーメンやケーキをどうしても食べたくなったときは、それだけをお目当てにして満足感アップ

糖質オフ

ここに注意！

たんぱく質や脂質、野菜はしっかりとりましょう

糖質をたくさんとってきた人ほど、糖質オフを始めると体重が落ちますが、体重が落ちるのがうれしいからといって、たんぱく質や脂質まで制限するのはNG。カロリー不足になり、倦怠感《けんたいかん》、めまい、月経異常など、体調に異変が起きる可能性があります。たんぱく質が不足すると筋力が落ち、かえって内臓脂肪がつきやすくなるので要注意です。

持病がある人はかかりつけ医に相談を

持病があり通院している人は、糖質オフダイエットをする前に、かかりつけ医に相談してください。

以下の人は必ずかかりつけ医に相談を

- 糖尿病の治療中の人
- 肝硬変を患《わずら》っている人
- 急性または慢性すい炎の人
- 腎障害の人
- 長鎖脂肪酸代謝異常症の人
- 尿素サイクル異常症の人

すでに減量している人は事前に健康チェックを受けましょう

ダイエットサロンやスポーツジムなど、医療機関以外で食事指導を受けている人は、糖質オフダイエットに取り組む前に、病院で一度健康チェックを受けましょう。

糖質オフは「肥満傾向」「隠れ肥満」の人向け

本書は肥満傾向の人のダイエットを目的としています。 BMI（肥満度を表す指標）の数値が正常な人、体脂肪率が標準以下の人など、「やせ傾向」の人は、減量は必要ありません。糖質は控えめにする程度でOK。ただし、一見やせていても内臓脂肪がたっぷりな「隠れ肥満」「やせメタボ」（→詳しくは140～141ページ）の人はこの限りではありません。

Part
2

主食を減らしても満足できる

糖質オフレシピ

主食を減らす3つのアイデア

がんばりすぎず市販品も上手に利用を

糖質オフダイエットの一番の悩みに、ごはん、麺類、パンなどを減らす難しさを挙げる人は少なくありません。でも、工夫次第で実は簡単にクリアできます。

たとえば、ごはんに混ぜて**かさ増しできるこんにゃくやカリフラワー**などの低糖質食品を利用する手があります。パスタなら、麺の一部を細長くスライスした野菜に置き換えると、糖質が減って栄養価がアップするので一石二鳥です。

また、糖質オフごはんや糖質オフ麺などの低糖質な市販品も増えていますから、どんどん活用しましょう。そのまま調理に使えるのでとても便利です。

+α

とろみを使えば満腹感アップ

オクラやなめこ、納豆などのトロトロとした食材。栄養価が高いことはもちろんですが、とろみは食事の満足感を高めてくれます。副菜やみそ汁の具などに上手に使っていきましょう。

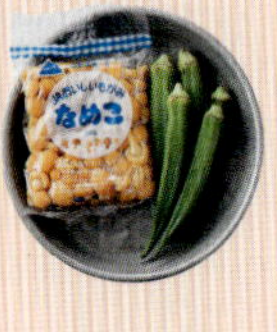

1 代替品を混ぜて食べる

糖質が高い食品も、代替品を使うことで糖質量を抑えることができます。実はうま味や歯ごたえがアップするなどよりおいしくなるものもあり、代替ということを全く気にせずに食べることができます。

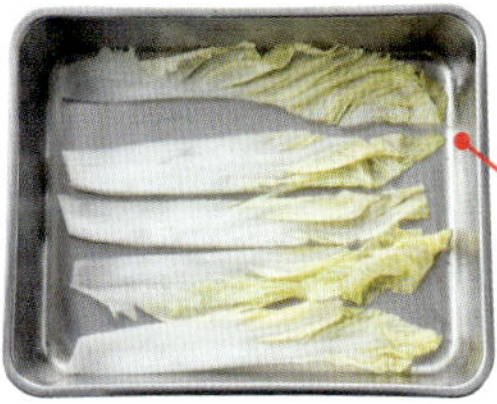

シュウマイの皮の代わりに
白菜
↓
P125
皮なしシュウマイ

シュウマイや餃子の皮は糖質量が高いので、代わりにゆでた白菜を使って巻けば糖質オフに。白菜のうま味も加わります。

トーストの代わりに
高野豆腐
↓
P130
高野豆腐のフレンチトースト

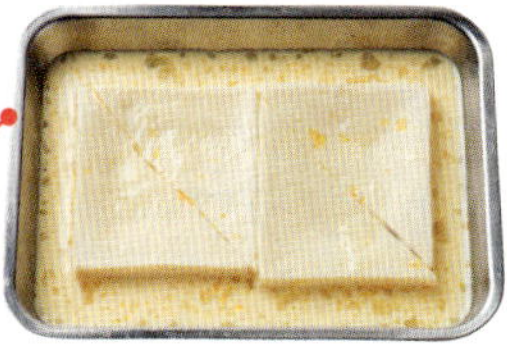

人気のフレンチトーストですが、トースト1枚の糖質量は約28g（6枚切り）も。高野豆腐を卵液につけて使えば、低糖質でもふかふかなおいしさが味わえます。

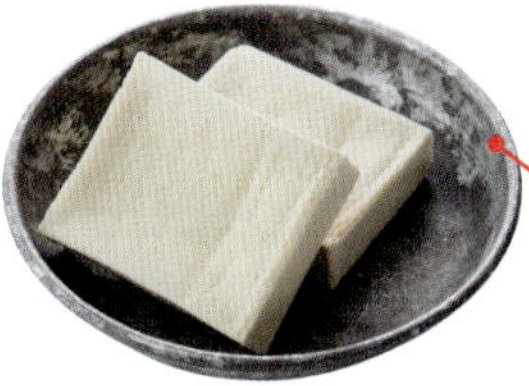

小麦粉の代わりに
高野豆腐
↓
P56
鶏むね肉のから揚げ

揚げ物を食べたいときは、揚げ衣にすりおろした高野豆腐を。おからパウダーなどで代用もできますが、高野豆腐はサクッと仕上がるのでおすすめです。

2 かさ増しをする

糖質が高い食材は、低糖質のものと組み合わせてみましょう。糖質を減らすために量だけを減らしては、見た目も少なく寂しい食事に。かさ増しをすれば、1回の食事の量が少なくなることはありません。

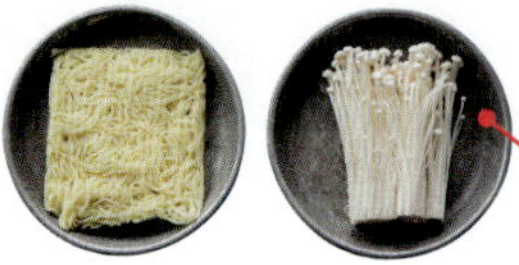

中華麺に
えのきだけ
でかさ増し

中華麺には、えのきだけを組み合わせます。細くて食感もあり、混ぜても違和感がなく、きのこの栄養、うま味も味わえます。パスタやペンネにもきのこでのかさ増しがおすすめです。 ➡P106 えのき入りソース焼きそば

ごはんに
カリフラワー
でかさ増し

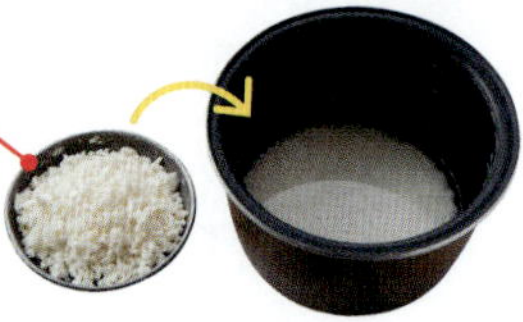

ごはんをしっかりと食べたいときは、細かく切ったカリフラワーを混ぜて炊きます。炊き上がったときに混ぜてしまえば、見た目も食感も変わりません。えのきだけでもOK。 ➡P100 カリフラワーライスのドライカレー

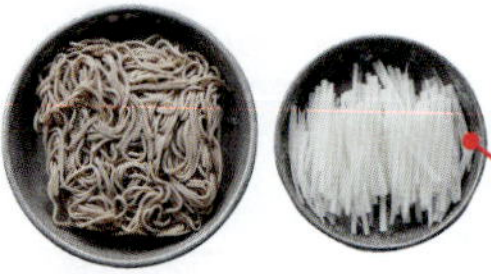

そばに
大根
でかさ増し

栄養価の高いそばですが、そのままでは高糖質。細切りの大根を加えると、炭水化物の単品食べを避けられますし、つゆのだしがしみ込んでおいしくなります。
➡P107 せん切り大根と鶏肉の鴨南蛮風そば

3 市販品を使う

今は糖質オフに便利な食品がたくさん売られています。それらを使うことで調理の負担が減るのであれば、積極的に使ってかまいません。面倒で続かない……ということにならないのが大切です。

糖質オフごはんを使う

どうしても食べたくなってしまうのがごはん。糖質オフがストレスにならないよう、市販品を上手に活用していきましょう。

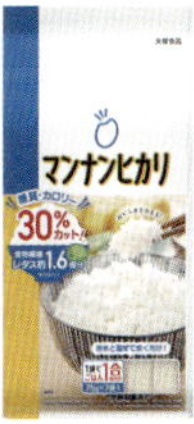

マンナンヒカリ／大塚食品

糖質オフパン・麺を使う

パン、パスタ、ラーメン、うどん、中華麺など、糖質をカットした商品は豊富にあります。楽しく糖質オフ生活をするための強い味方です。

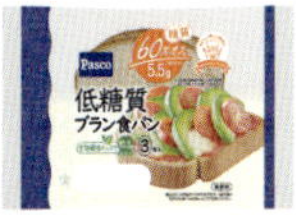

低糖質ブラン食パン／敷島製パン（Pasco）

目の細かいパン粉を使う

目の細かいパン粉を使って揚げ物をすれば油の吸収を抑え、カロリーを抑えることができます。

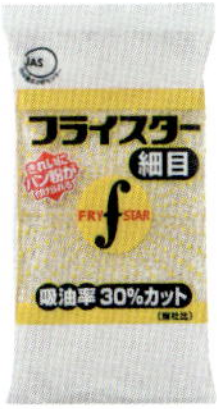

フライスター細目／フライスター

ムリなく続けられる

一週間の献立表

本書で紹介するレシピを使って一週間の献立を考えました。食事例を見て、参考にしてください。また、Ｐ１１２～の作りおきを副菜としてプラスしてもＯＫです。

朝

朝食は卵料理や納豆など、手軽なものでたんぱく質をとります。ごはんやパンなどの糖質をとる場合は、野菜や副菜を最初に食べて血糖値を上がりにくくします。

昼

ごはんを食べるなら昼食がベストタイミング。丼ものやパスタなどを食べるときには、副菜も組み合わせて単品食べを避けましょう。糖質のとりすぎには注意を。

夜

夜はごはんを控えますが、おかずをしっかりとることで満足感をキープ。もう一品欲しいときは、栄養価を確認すれば、作りおきから足してもＯＫです。

※朝食と昼食の一部のメニューは、簡単なものなので、レシピをのせていません。

月曜日 Monday

1日の栄養価

たんぱく質 55.9g	脂質 49.6g	**糖質 91.0g**	1088 kcal

朝

**目玉焼きと
ゆでアスパラガス
＋
グラノーラ**

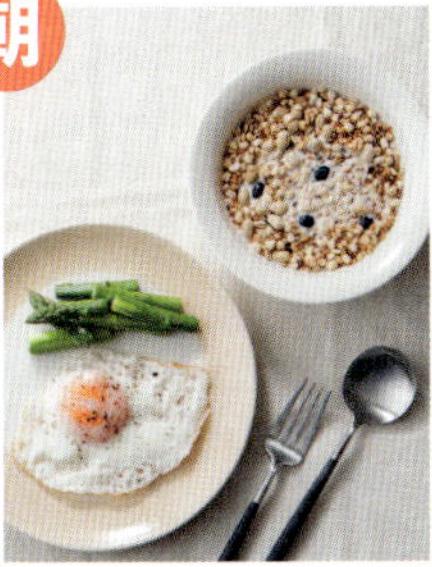

昼

**ピーマンの肉詰め
（➡P112）
＋
きのこの
レンジサラダ
（➡P119）
のお弁当**

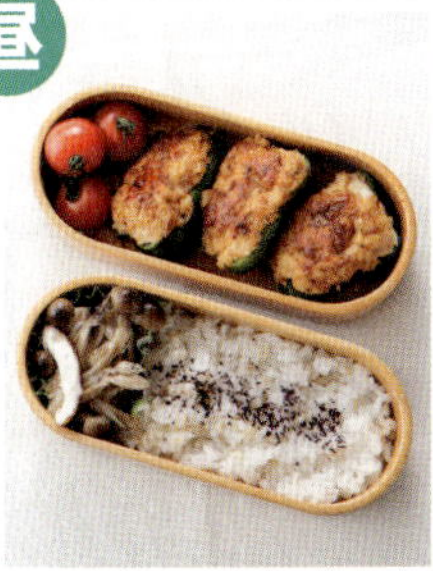

夜

**白身魚の
カルパッチョ
（➡P70）
＋
スナップエンドウの
バター炒め
（➡P71）**

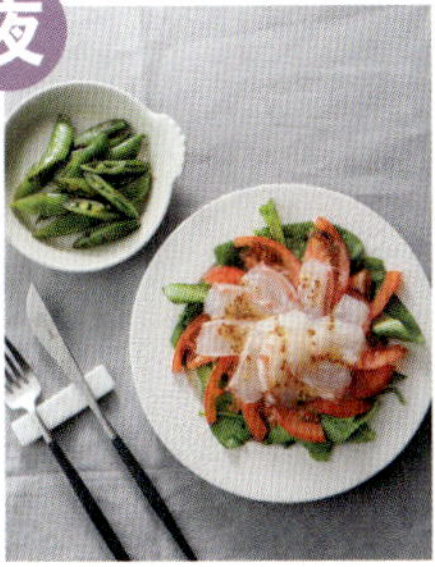

火曜日 Tuesday

1日の栄養価

たんぱく質 55.5g	脂質 26.3g	**糖質 102.9g**	925 kcal

朝

納豆
+
トマトもずく酢
+
ヨーグルト
+
もち麦ごはん

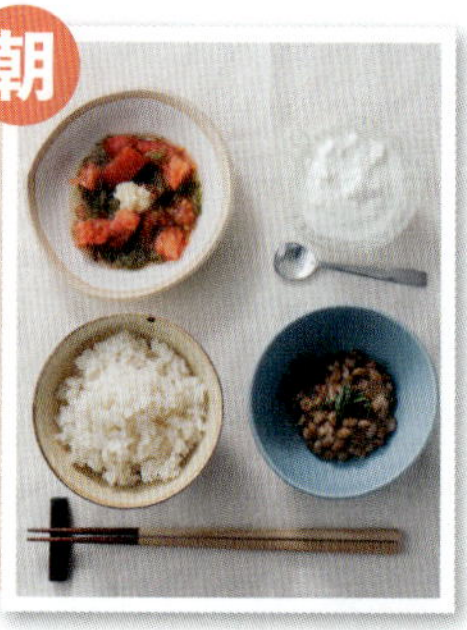

昼

イカと水菜の
サラダ仕立て
（➡P78）
+
アスパラの
塩昆布あえ
（➡P79）

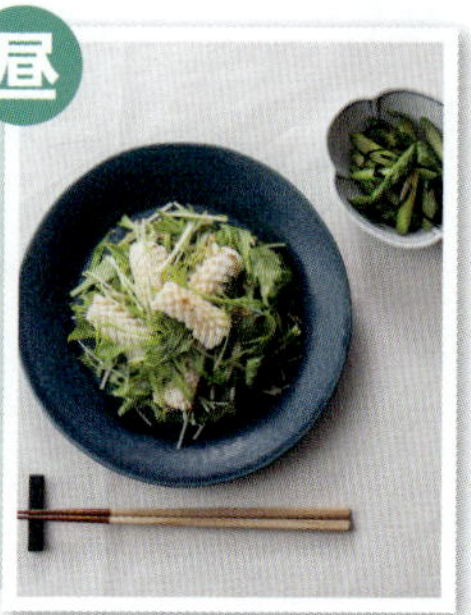

夜

鶏肉と大根の
中華風煮込み
（➡P62）
+
チンゲンサイと
さくらえびの
ごま油炒め
（➡P63）

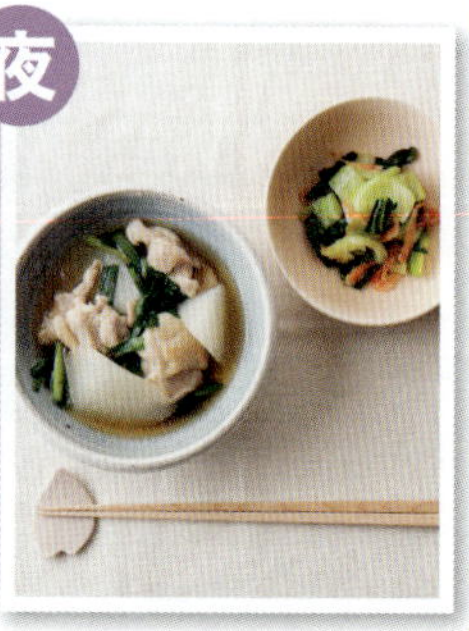

水曜日 Wednesday

1日の栄養価

たんぱく質	脂質	**糖質**	926
60.7g	34.0g	**79.3g**	kcal

朝

温玉サラダ
＋
ライ麦パン
＋
コーヒー

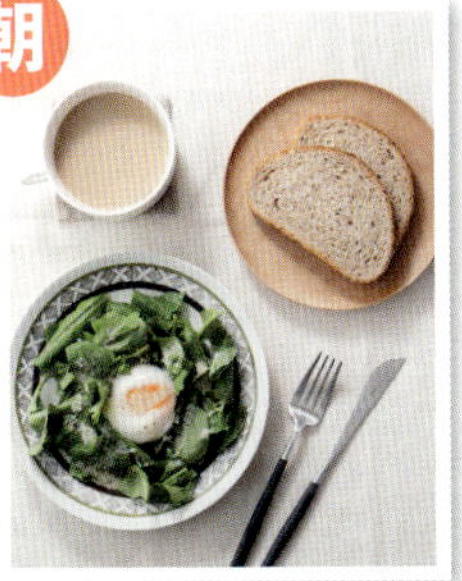

昼

いわしのソテー
（➡P68）
＋
カリフラワーの
カレーピクルス
（➡P68）

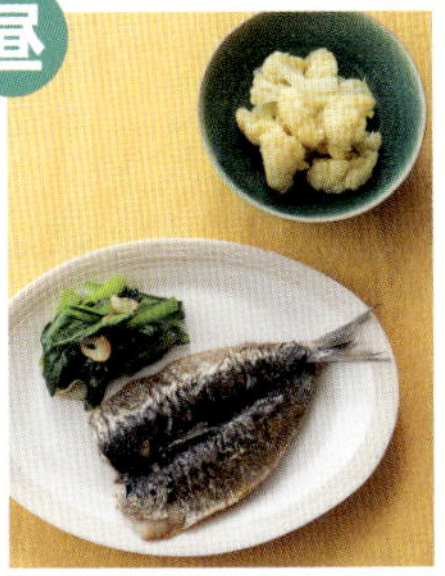

夜

鶏ささみときゅうりの
しょうが炒め
（➡P64）
＋
ラーパーツァイ
（➡P64）

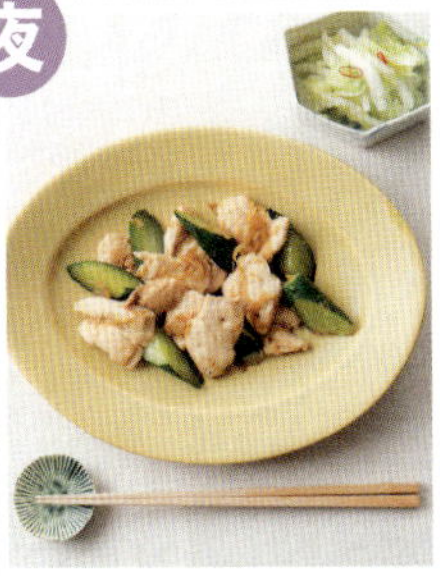

木曜日 Thursday

1日の栄養価

たんぱく質	脂質	糖質	1476
77.9g	78.3g	**97.8g**	kcal

朝

卵焼き
＋
ほうれん草と
油揚げのみそ汁
＋
ヨーグルト
＋
もち麦ごはん

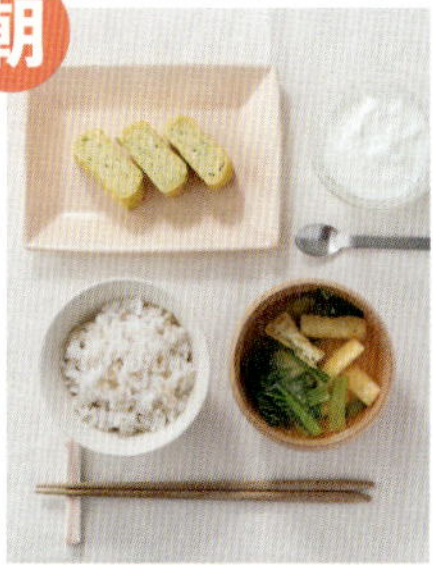

昼

豚ヒレ肉のピカタ
（➡P60）
＋
セロリとかぶの
マリネ
（➡P60）

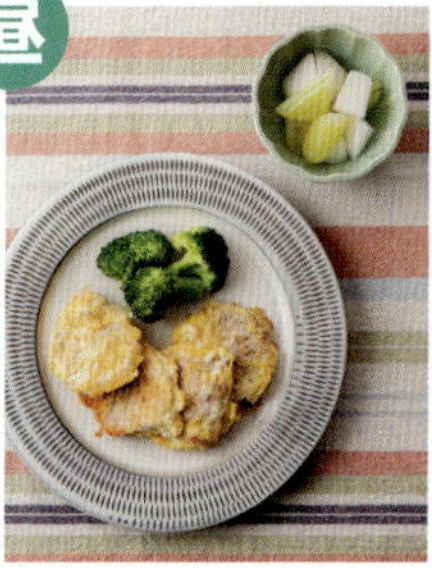

夜

かじきの
カレークリームソース
（➡P74）
＋
きのこの
こしょう炒め
（➡P75）

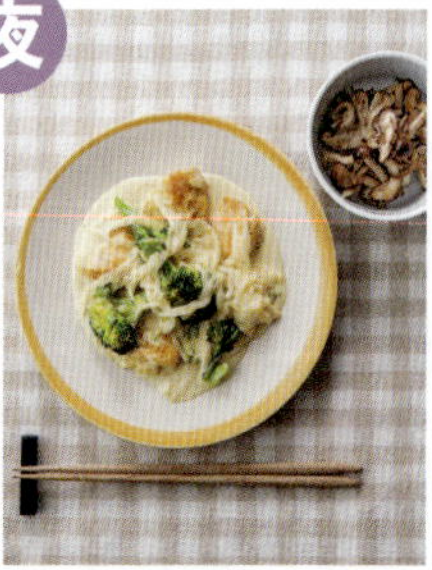

金曜日 Friday

1日の栄養価

たんぱく質	脂質	糖質	1115
54.7g	54.5g	**88.1g**	kcal

朝

目玉焼きと
ゆでアスパラガス
＋
グラノーラ

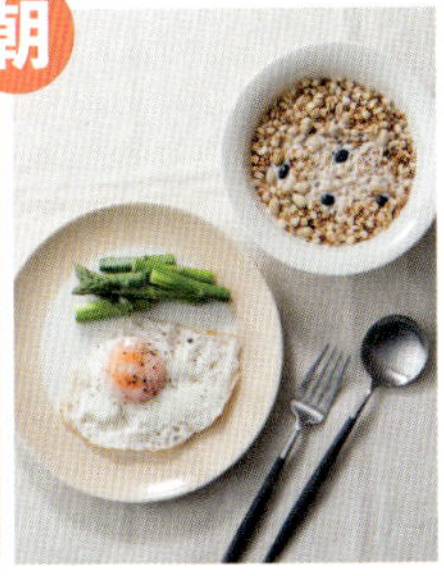

昼

キャベツと
豚肉の重ね蒸し
（➡P54）
＋
こんにゃくの
甘辛炒め
（➡P54）

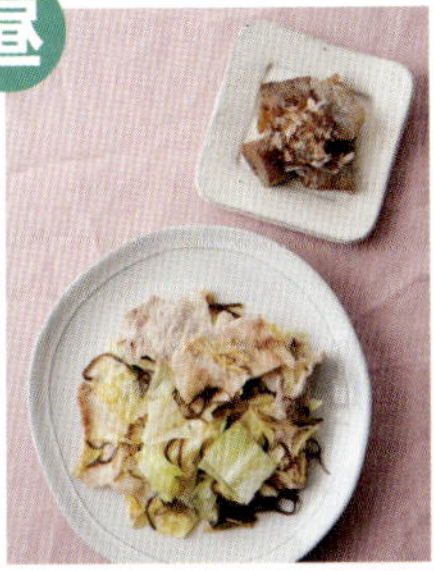

夜

豆腐とゴーヤーの
チャンプルー
（➡P86）
＋
なめことオクラの
みそ汁
（➡P87）

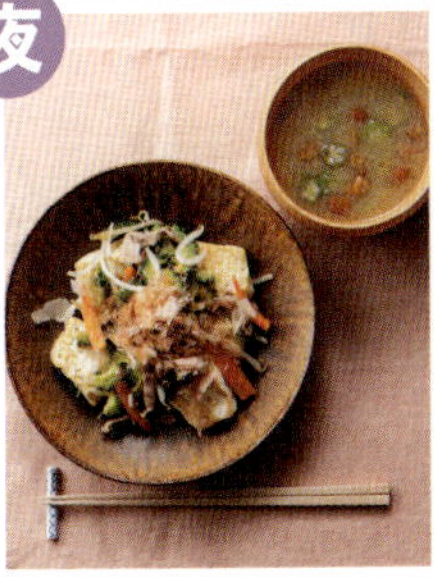

土曜日 Saturday

1日の栄養価

たんぱく質	脂質	**糖質**	1185
55.7g	57.9g	**94.0g**	kcal

朝

納豆
＋
トマトもずく酢
＋
ヨーグルト
＋
もち麦ごはん

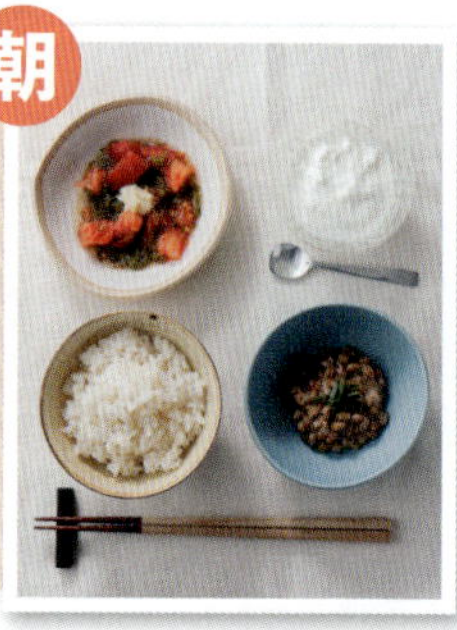

昼

スパニッシュオムレツ
（➡P82）
＋
春菊のシーザーサラダ
（➡P82）
＋
ライ麦パン

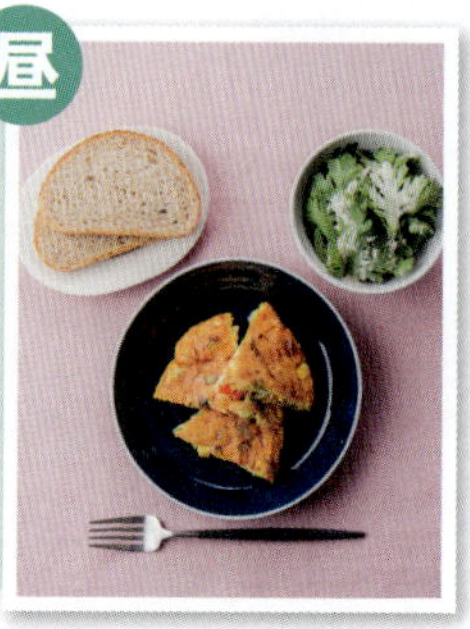

夜

さわらの回鍋肉《ホイコーロー》風
（➡P80）
＋
もやしのナムル
（➡P81）

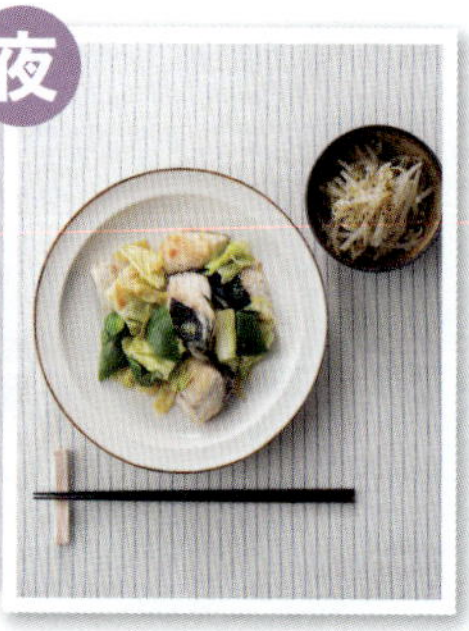

日曜日 Sunday

1日の栄養価

たんぱく質	脂質	**糖質**	1039
55.8g	45.5g	**86.0g**	kcal

朝

温玉サラダ
＋
ライ麦パン
＋
コーヒー

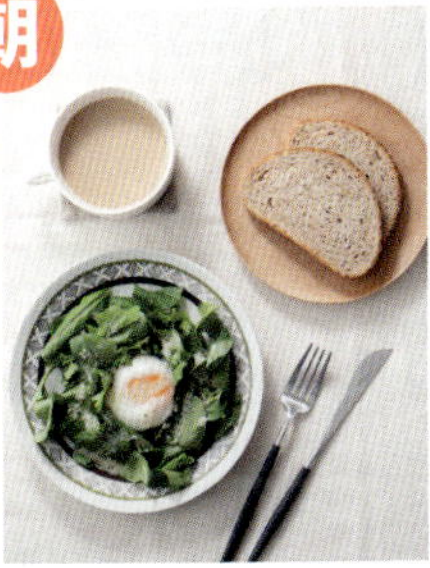

昼

鶏肉となす、
しめじの
トマトスパゲッティ
（➡P102）
＋
コーヒー

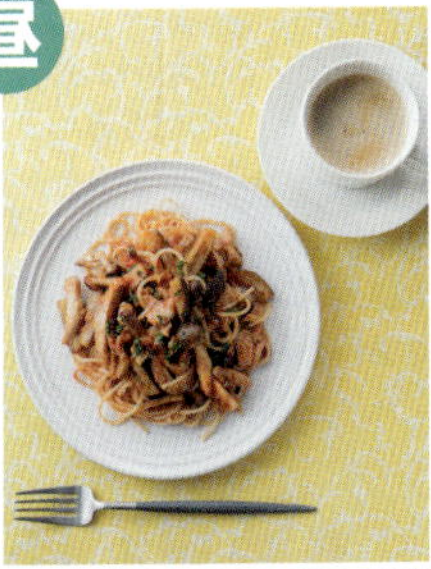

夜

牡蠣のみそ鍋
（➡P90）

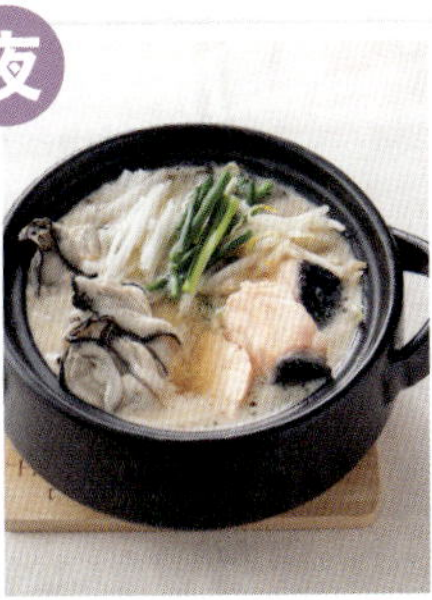

糖質オフの調理ポイント

食材や使用量を調整できるので
糖質オフをするなら自炊がオススメ。
以下の5つのポイントに気をつけるとより効果的です。

1 糖質量はラベルを確認

市販品の糖質量を知りたい場合は、食品ラベルをチェック！　糖質は栄養成分表示では「炭水化物」と表示されていますが、炭水化物から食物繊維を抜けば正確な糖質の量がわかります。

糖質 ＝ 炭水化物 － 食物繊維

栄養成分表示（100g当たり）

エネルギー	350kcal
たんぱく質	16.5g
脂質	8.5g
炭水化物	50g
食物繊維	8g
食塩相当量	13g

【栄養成分表示とは】
食品にどのような栄養成分が含まれているか表示したもの。容器包装された加工食品などは栄養成分の表示が義務づけられています。

2 白米だけではなくもち麦を活用

ごはんを食べる際は白米だけでなく、もち麦を混ぜるのがオススメ。「もち麦」とはもち性の大麦で、プチプチした食感が特徴です。食物繊維が多いため、糖質の吸収を穏やかにし、血糖値の急激な上昇を抑えてくれます。また、胚芽米などを使っても糖質が抑えられます。ただし、食べすぎは厳禁です。

個包装されているタイプもある。量らず使えるので便利。

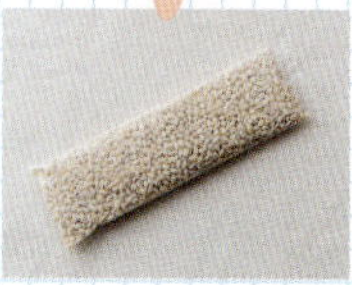

3 味つけはうす味にする

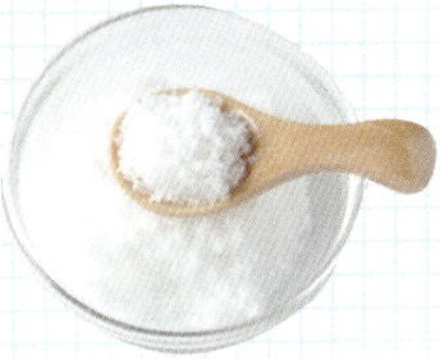

甘い・濃い味つけが好きな人は要注意。濃い味つけはどうしてもごはんが欲しくなるため、メインおかずはうす味にしましょう。ストレスなく主食を減らすことができます。塩分も控えめになり、高血圧の人には一石二鳥。

4 低糖質タイプの調味料を使う

調味料のなかには、意外と糖質が多く入っているものもあるため、低糖質調味料を使うのがベスト。甘味料、酒、麺つゆ、ケチャップ、みりんなど、さまざまな糖質オフの調味料があります。

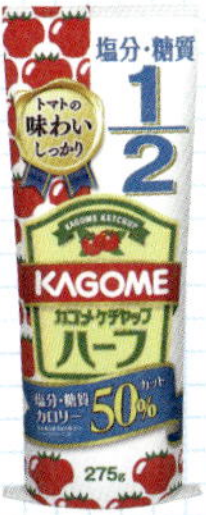

5 ごはんの保存方法を一工夫

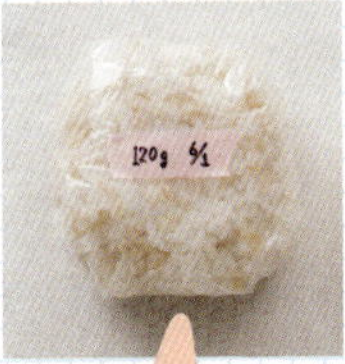

ごはんを冷凍保存するなら「日付」のほかに「グラム数」を書きましょう。その日の食事量や体調に合わせて、主食の量を調整することができます。

「普通盛り120g」など何種類かサイズを分けて保存。食べる量に合わせて選べるようにする。

牛肉でたんぱく質と鉄をしっかりとる

牛肉のタリアータ

糖質1.2g　エネルギー319kcal

材料（2人分）

牛ステーキ用肉 …… 160g
【塩小さじ1/3、こしょう少々】
にんにく …… 1かけ
オリーブ油 …… 大さじ1
ベビーリーフ …… 1パック
あらびきこしょう …… 少々
レモンのくし形切り …… 2個

作り方

1 牛ステーキ用肉は室温に戻し、塩、こしょうをなじませる。

2 フライパンにうす切りにしたにんにくとオリーブ油を熱し、にんにくが色づいたら取り出す。強火にして肉の両面を焼き、焼き色がついたらアルミホイルで包んで余熱で火を通す。

3 器にベビーリーフをのせ、牛肉を食べやすい大きさに切って盛りつける。にんにくをのせてあらびきこしょうを振り、レモンを添える。

酢の酸味で疲れをとり代謝アップ

パプリカのマリネ

糖質4.3g　エネルギー41kcal

材料（2人分）

パプリカ（赤・黄）…… 各1/2個
A【酢大さじ1、塩小さじ1/6、
砂糖小さじ1/4、オリーブ油小さじ1】

作り方

1 パプリカは一口大に切った後、アルミホイルで包み、グリルで5分焼く。

2 1とAをあえる。

糖質量

Total 42.3g

おかず…… 5.5g

ごはん……36.8g

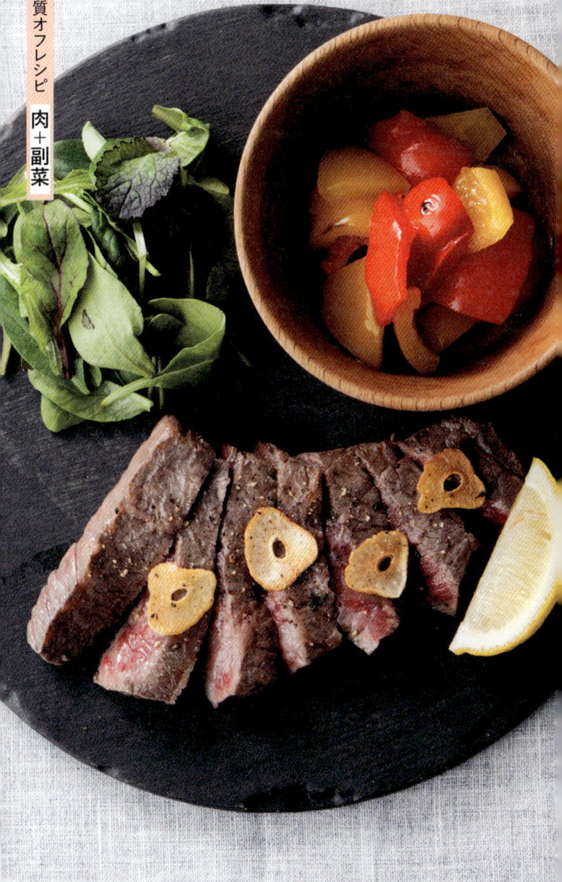

ふわっと香る柚子こしょうがポイント

オクラの牛肉巻き焼き
柚子こしょう風味

糖質3.0g　**エネルギー322kcal**

材料（2人分）

牛しゃぶしゃぶ用肉……12枚（150g）
オクラ……12本
植物油……大さじ1
A【柚子こしょう小さじ1/2、しょうゆ小さじ1/4、だし汁大さじ1】
ミニトマト……6個

作り方

1 牛しゃぶしゃぶ用肉を広げ、ヘタを切ったオクラを1本ずつ巻く。

2 フライパンに油を熱し、1の巻き終わりを下にして入れて各面焼きつけ、ふたをして蒸し焼きにする。 Aを回し入れ、絡める。

3 器に盛りつけ、ミニトマトを添える。

素朴だけどホッとする味わい

なすと油揚げのみそ汁

糖質3.0g　**エネルギー44kcal**

材料（2人分）

なす……1本
油揚げ……1/4枚
だし汁……1と1/2カップ
みそ……大さじ1

作り方

1 なすはいちょう切りにし、油揚げは短冊切りにする。

2 鍋にだし汁を熱し、なす、油揚げを加え、ひと煮して、みそを溶き入れる。

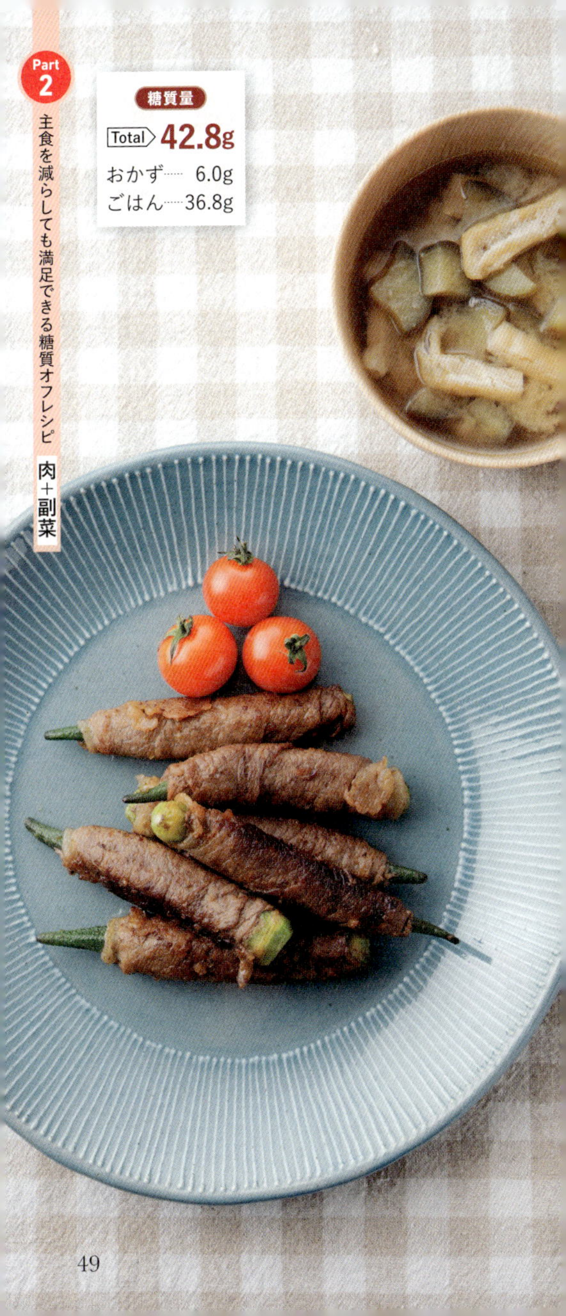

糖質量

Total 42.8g

おかず…… 6.0g

ごはん……36.8g

脂質が少ないささみを中華の王道で

鶏ささみのチンジャオロース

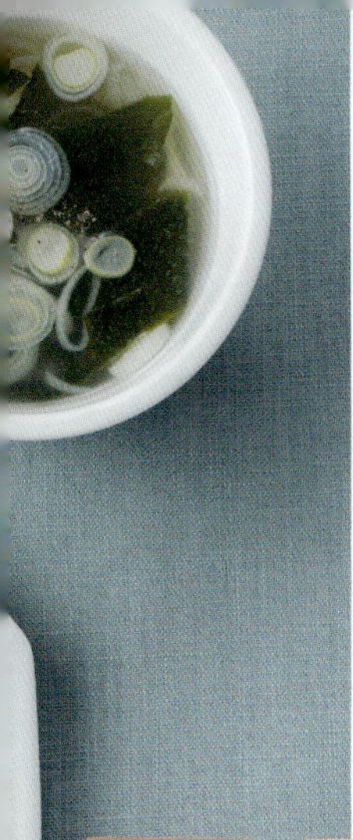

糖質3.8g　エネルギー182kcal

材料（2人分）

鶏ささみ……4本
【塩少々】
ピーマン……1個
パプリカ（赤・黄）……各1/4個
植物油……大さじ1
A【水大さじ1、オイスターソース大さじ1/2、しょうゆ大さじ1/2、鶏がらスープの素小さじ1/5、おろしにんにく少々、塩少々、こしょう少々】

作り方

1 鶏ささみは塩を振り、観音開きにして厚みをととのえ、細切りにする。ピーマンとパプリカも細切りにする。

2 フライパンに油を熱し、鶏ささみを炒める。色が変わってきたらピーマン、パプリカを加え、しんなりとしたらAを絡める。

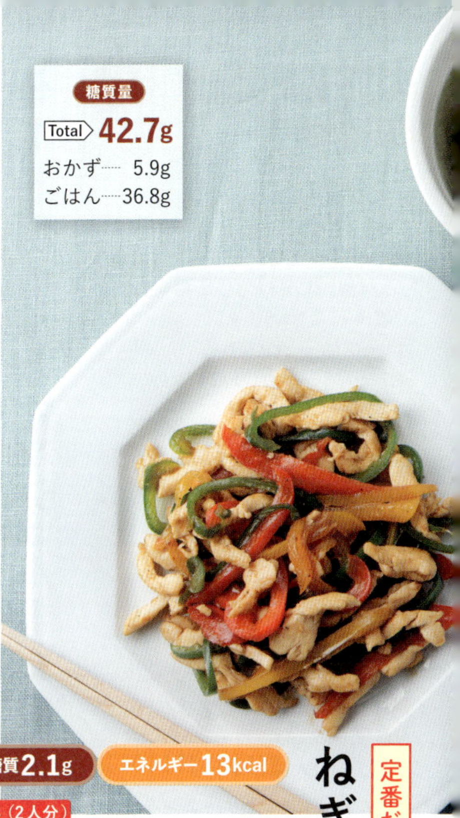

糖質量
Total 42.7g
おかず…… 5.9g
ごはん……36.8g

定番だからやっぱりおいしい
ねぎとわかめのスープ

糖質2.1g　エネルギー13kcal

材料（2人分）

長ねぎ …… 1/2本
カットわかめ …… 2g（小さじ2）
水 …… 1と1/2カップ
鶏がらスープの素 …… 小さじ1
塩 …… 少々
こしょう …… 少々

作り方

1 長ねぎは小口切りにする。

2 鍋にカットわかめ、水、鶏がらスープの素を入れて熱する。わかめが戻ったらねぎを加え、さっと煮て、塩、こしょうで味をととのえる。

ボリュームたっぷりで大人も子どもも喜ぶ!

ミートボールとマッシュルームのトマト煮

糖質10.2g　エネルギー304kcal

材料（2人分）

たまねぎ …… 1/4個
マッシュルーム …… 6個
トマト水煮缶 …… 1/2缶
肉だね【合いびき肉150g、たまねぎ1/4個、パン粉大さじ1、牛乳大さじ1、塩少々、こしょう少々】
オリーブ油 …… 大さじ1
ケチャップ …… 大さじ1/2
コンソメ …… 小さじ1/4
水 …… 1/4カップ
塩 …… 少々
こしょう …… 少々
パセリのみじん切り …… 少々

作り方

1 たまねぎとマッシュルームは薄切りにし、トマト缶のトマトはあらくつぶす。

2 肉だね用のたまねぎをみじん切りにし、他の肉だねの材料とよく混ぜて、一口大に丸める。

3 フライパンにオリーブ油を半量熱し、2を転がしながら焼いて取り出す。

4 フライパンに残りのオリーブ油を熱し、1のたまねぎ、マッシュルームを炒める。しんなりとしたら3を戻して、トマト缶、ケチャップ、コンソメ、水を加えて煮込む。

5 水分が少なくなったら、塩、こしょうで味をととのえる。器に盛り、パセリのみじん切りを振る。

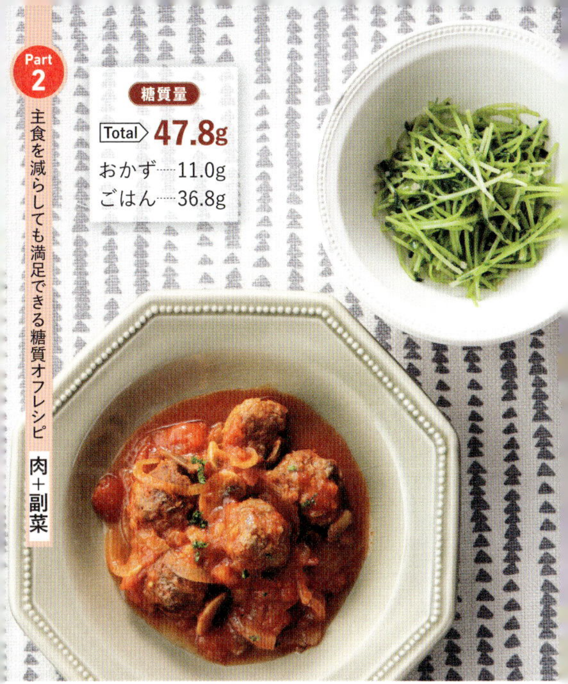

糖質量

Total 47.8g

おかず……11.0g

ごはん……36.8g

豆苗のアンチョビ炒め

豆苗の食感とアンチョビの香りがマッチ

糖質0.8g　エネルギー46kcal

材料（2人分）

豆苗……1パック
にんにく……1/4かけ
アンチョビ……1枚
オリーブ油……大さじ1/2
塩……少々
こしょう……少々

作り方

1 豆苗はざく切りにして、にんにくとアンチョビはみじん切りにする。

2 フライパンにオリーブ油とにんにくを熱し、アンチョビと豆苗を加える。しんなりとしたら、塩、こしょうで味をととのえる。

塩昆布のうま味でおいしさアップ

キャベツと豚肉の重ね蒸し

糖質6.7g　エネルギー235kcal

材料（2人分）

キャベツ …… 3枚
しょうが …… 1かけ
豚もも薄切り肉 …… 150g
塩昆布 …… 10g
酒 …… 1/4カップ

作り方

1 キャベツはざく切りにし、しょうがはせん切りにする。豚肉は3～4cm幅に切る。

2 鍋にキャベツを1/3量敷き、豚肉を半量、塩昆布半量、しょうが半量をのせる。

3 ②をもう一度行い、最後にキャベツ1/3量を重ねる。

4 酒を振ってふたをし、約7分蒸し煮する。豚肉に火が通ったら、ふたをあけ、アルコールを飛ばす。

食物繊維が豊富なこんにゃくで一品

こんにゃくの甘辛炒め

糖質1.7g　エネルギー28kcal

材料（2人分）

こんにゃく …… 1/2枚
ごま油 …… 小さじ1
しょうゆ …… 小さじ1
みりん …… 小さじ1
かつお節 …… 少々

作り方

1 こんにゃくは手でちぎる。

2 フライパンにごま油を熱し、こんにゃくを炒め、しょうゆ、みりんを絡める。

3 器に盛りつけ、かつお節を振る。

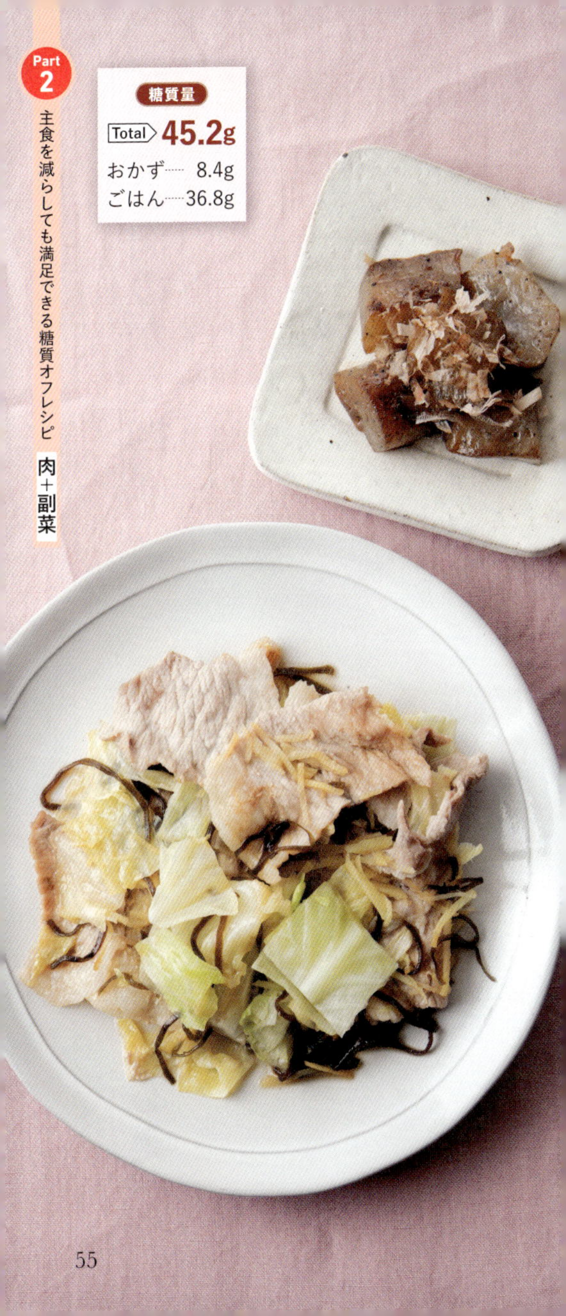

糖質量

Total 45.2g

おかず…… 8.4g

ごはん……36.8g

鶏むね肉のから揚げ

小麦粉の代わりに高野豆腐で揚げ物を！

糖質1.3g　エネルギー298kcal

材料（2人分）

鶏むね肉 …… 200g
A【しょうゆ小さじ2、酒小さじ1、しょうが汁小さじ1、おろしにんにく少々】
高野豆腐 …… 1枚
揚げ油 …… 適量
サラダ菜 …… 小6枚

作り方

1 鶏むね肉は一口大に切り、Aをなじませ10分ほど置く。

2 1の汁けをふいて、すりおろした高野豆腐をまぶし、170度の油で4～5分揚げる。

3 サラダ菜を敷いた皿に盛りつける。

小松菜のザーサイあえ

さっぱりとした味わいで箸休めにぴったり

糖質0.6g　エネルギー30kcal

材料（2人分）

小松菜 …… 1/2束
ザーサイ（味つき）…… 20g
ごま油 …… 小さじ1

作り方

1 小松菜はゆでてざく切りにし、ザーサイはみじん切りにする。

2 1にごま油を合わせてあえる。

糖質量

Total 38.7g

おかず…… 1.9g

ごはん……36.8g

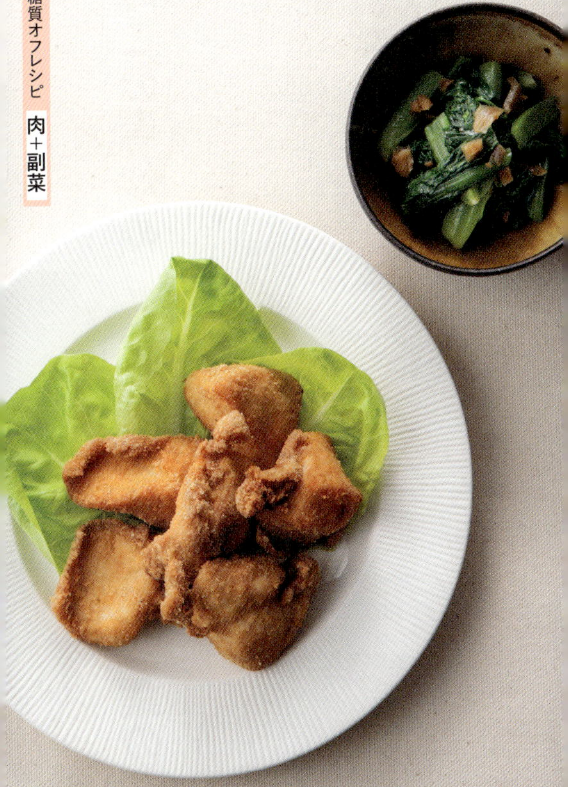

たけのこと豚肉で噛みごたえしっかり

豚肉とたけのこの塩炒め

糖質1.8g　エネルギー272kcal

材料（2人分）

たけのこ …… 100g
いんげん …… 5本
ごま油 …… 大さじ1
豚こま肉 …… 150g
【塩少々、こしょう少々】
A【塩 小さじ1/4、水大さじ2、
鶏がらスープの素小さじ1/5】

作り方

1 たけのこはいちょう切りにし、いんげんはさっとゆでて斜め切りにする。

2 フライパンにごま油を熱し、塩、こしょうを振った豚肉を炒める。色が変わったらたけのこ、いんげんを加えてAを絡める。

香ばしいしいたけを大根おろしでさっぱりと

しいたけと三つ葉のおろしあえ

糖質3.1g　エネルギー25kcal

材料（2人分）

三つ葉 …… 1株
大根 …… 3cm（100g）
しいたけ …… 6枚
ポン酢しょうゆ …… 大さじ1

作り方

1 三つ葉はざく切りにし、大根はすりおろす。

2 グリルでしいたけを焼き、4等分に裂く。

3 2、三つ葉、大根おろしを合わせ、ポン酢しょうゆであえる。

糖質量

Total 41.7g

おかず……4.9g

ごはん……36.8g

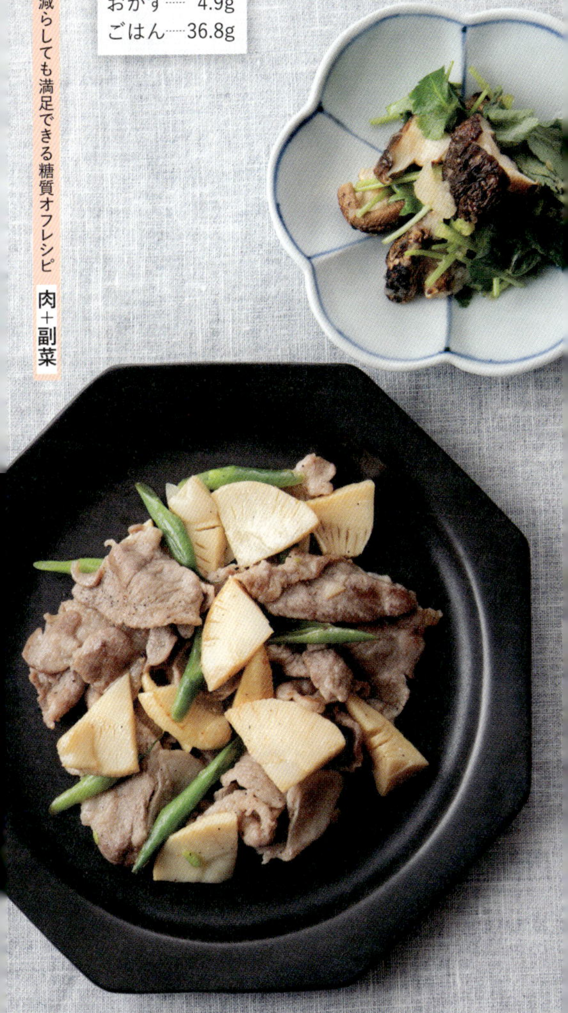

豚肉と卵でたんぱく質をしっかりと

豚ヒレ肉のピカタ

糖質0.7g　エネルギー246kcal

材料（2人分）

豚ヒレ肉 …… 200g
【塩少々、こしょう少々】
ブロッコリー …… 1/4株
卵液【卵1個、粉チーズ大さじ1】
オリーブ油 …… 大さじ1

作り方

1 豚ヒレ肉は1cmの厚さに切り、叩いてのばす。ブロッコリーは小房に分ける。

2 卵は割りほぐし、粉チーズを混ぜる。

3 塩、こしょうを振った豚ヒレ肉を、卵液に絡める。

4 フライパンにオリーブ油を熱し、③を両面焼く。ブロッコリーを加え、ふたをして蒸し焼きにする。

セロリとかぶは糖質少なめ野菜

セロリとかぶのマリネ

糖質1.8g　エネルギー13kcal

材料（2人分）

セロリ …… 1/2本
かぶ …… 1個
マリネ液【白ワインビネガー大さじ1、塩小さじ1/6、水大さじ1】

作り方

1 セロリとかぶを乱切りにする。

2 セロリ、かぶをさっとゆで、マリネ液に15分以上つける。

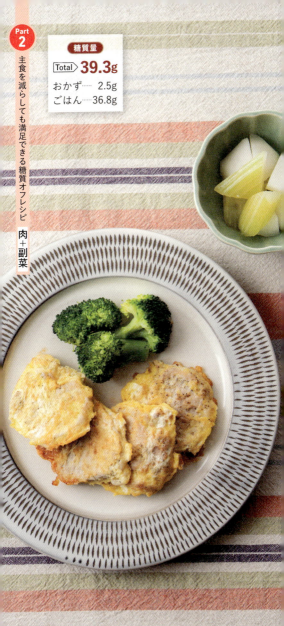

糖質量

Total 39.3g

おかず…… 2.5g

ごはん……36.8g

やさしい味つけのスープでほっこり

鶏肉と大根の中華風煮込み

糖質3.2g　エネルギー176kcal

材料（2人分）

鶏もも肉 …… 150g
大根 …… 5cm（150g）
にら …… 4本
水 …… 1カップ
オイスターソース …… 小さじ1
しょうゆ …… 小さじ1

作り方

1 鶏もも肉は一口大に切る。大根は大きめの乱切りにし、にらはざく切りにする。

2 鍋に水、鶏もも肉を入れて火にかけ、沸騰したらあくを取る。大根を加えてふたをし、10分煮る。

3 オイスターソース、しょうゆを加えてさらに弱火で20分煮て、にらを加える。

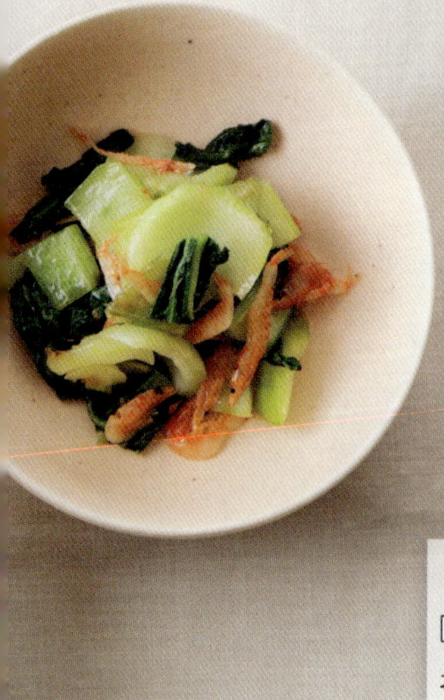

糖質量
Total 40.4g
おかず …… 3.6g
ごはん …… 36.8g

さくらえびでうま味しっかり

チンゲンサイとさくらえびのごま油炒め

糖質0.4g
エネルギー31kcal

材料（2人分）

チンゲンサイ……1株
ごま油……小さじ1
さくらえび……大さじ1（5g）
A【だし汁大さじ1、塩少々】

作り方

1 チンゲンサイはざく切りにする。

2 フライパンにごま油を熱し、チンゲンサイ、さくらえびを炒め、Aを回し入れる。

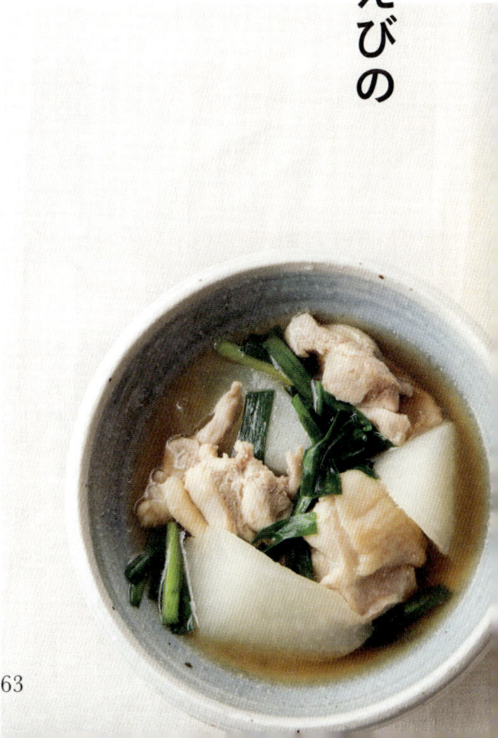

鶏ささみときゅうりのしょうが炒め

ささみときゅうりの食感の違いがマッチする

糖質3.5g　エネルギー180kcal

材料（2人分）

鶏ささみ …… 200g
【塩少々】
きゅうり …… 大1本
しょうが …… 1かけ
植物油 …… 大さじ1
A【しょうゆ小さじ2、みりん 小さじ1、だし汁大さじ1】

作り方

1 鶏ささみは厚みを均一にして一口大に切る。きゅうりは乱切りにし、しょうがはせん切りにする。

2 フライパンに油としょうがを熱し、塩を振ったささみを炒める。色が変わってきたらきゅうりを加え、Aを絡める。

ラーパーツァイ

作りおきや常備菜にもぴったり

糖質1.3g　エネルギー12kcal

材料（2人分）

白菜 …… 1枚
【塩小さじ1/6】
A【酢大さじ2、とうがらし1/2本】

作り方

1 Aのとうがらしは小口切りにする。

2 白菜はざく切りにした後、塩もみしてしばらく置く。

3 しんなりとしたら水けを絞って、Aであえる。

糖質量
Total 41.6g
おかず…… 4.8g
ごはん……36.8g

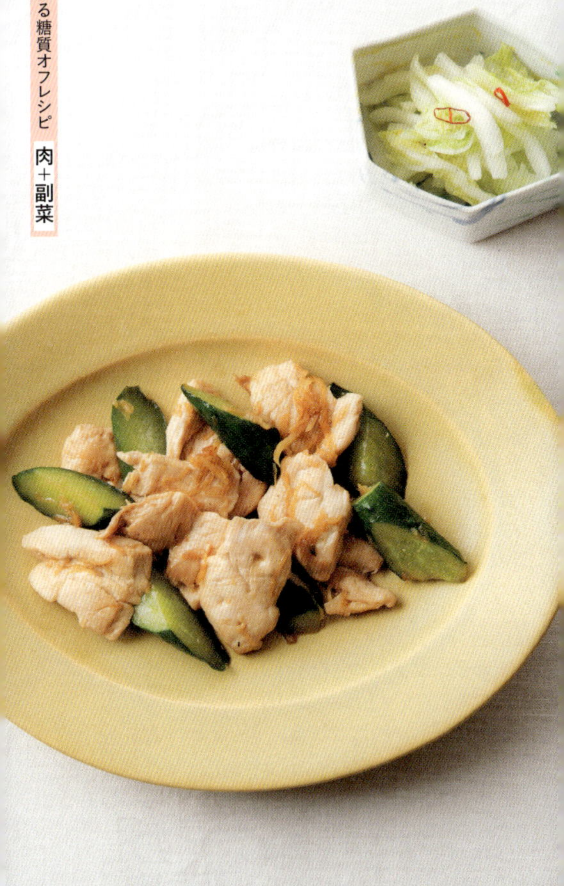

ナンプラーの味つけが食欲をそそる

牛肉と夏野菜のナンプラー炒め

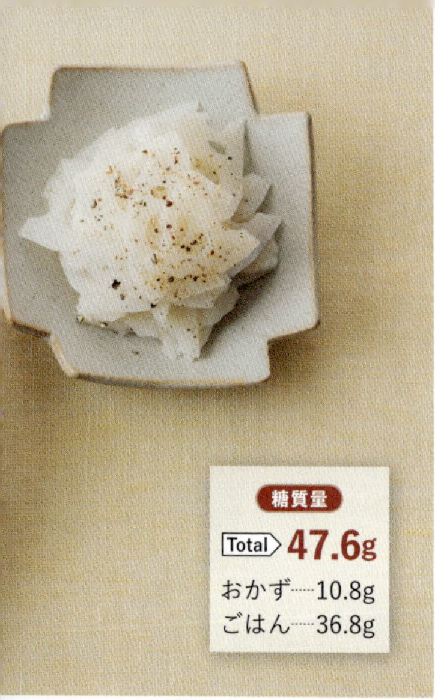

糖質量

Total 47.6g

おかず……10.8g
ごはん……36.8g

糖質5.1g　**エネルギー324kcal**

材料（2人分）

なす…… 1本
トマト…… 1個
にんにく…… 1/2かけ
植物油…… 大さじ1
牛こま肉…… 150g
A【ナンプラー小さじ2、水大さじ2】
パクチー（3～4cmのざく切り）…… 適量

作り方

1 なすは斜めに切り目を入れ、一口大に切る。トマトはざく切りにし、にんにくはみじん切りにする。

2 フライパンに油とにんにくを熱し、なすを炒める。しんなりとしたら牛こま肉を入れ、色が変わってきたらトマトを加えて、Aを回し入れ絡める。

3 器に盛りつけ、パクチーをのせる。

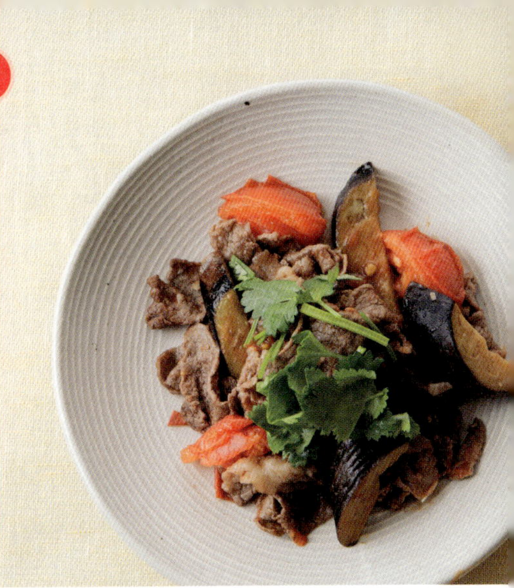

れんこんのしゃきしゃき感を楽しむ

れんこんの甘酢漬け

糖質5.7g　エネルギー29kcal

材料（2人分）

れんこん …… 80g
A【酢小さじ2、塩少々、
　砂糖小さじ1/6】
あらびきこしょう …… 少々

作り方

1 れんこんはいちょう切りにし、さっとゆでてAであえる。

2 器に盛りつけ、こしょうを振る。

たんぱく質・カルシウム・ビタミンDをたっぷりと

いわしのソテー

糖質0.8g　エネルギー179kcal

材料（2人分）

いわし……大2尾
【塩小さじ1/5、こしょう少々】
小松菜……1/4束
にんにく……1かけ
オリーブ油……小さじ2
塩……少々

作り方

1 いわしは腹開きにし、塩、こしょうを振る。小松菜はざく切りにし、にんにくは薄切りにする。

2 フライパンにオリーブ油半量とにんにくを入れて弱火で熱し、色づいたら取り出す。小松菜を炒め、塩少々を振って取り出す。

3 残りのオリーブ油を熱し、いわしを両面焼く。

4 3を器に入れ、2と盛り合わせる。

カレーの風味がくせになるおいしさ

カリフラワーのカレーピクルス

糖質1.6g
エネルギー19kcal

材料（2人分）

カリフラワー……120g
A【カレー粉小さじ1/4、
塩小さじ1/6、酢大さじ1】

作り方

1 カリフラワーは小房に分け、ゆでる。熱いうちにAであえる。

糖質量

Total 39.2g

おかず…… 2.4g

ごはん……36.8g

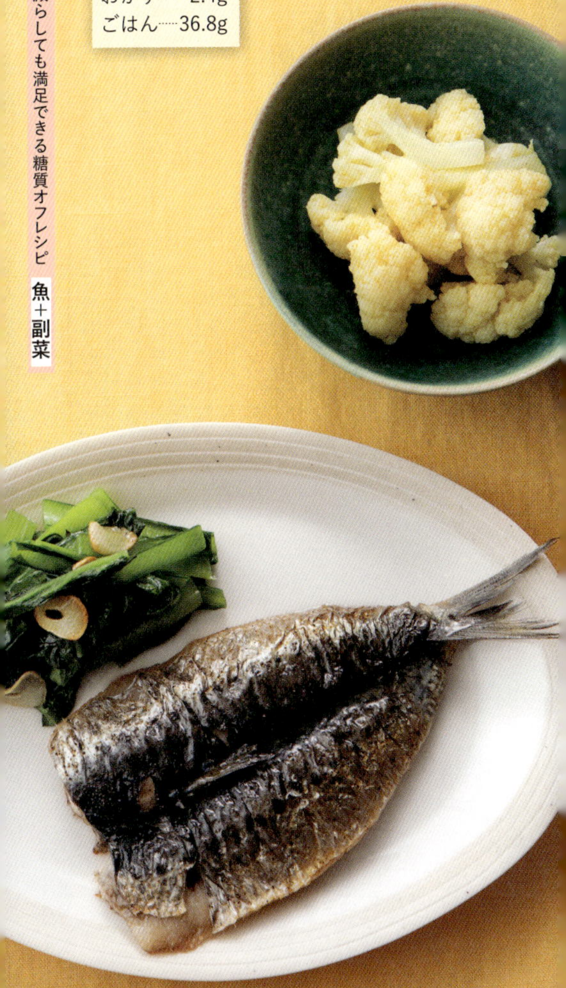

白身魚のカルパッチョ

さまざまな白身魚をサラダ仕立てで味わう

糖質3.8g　エネルギー166kcal

材料（2人分）

トマト……小1個
サラダほうれん草……50g
白身魚（タイやヒラメなど）の刺身……150g
A【フレンチドレッシング大さじ1、粒マスタード小さじ1】

作り方

1 トマトは薄い半月切りにし、サラダほうれん草はざく切りにする。

2 ほうれん草を器に盛りつけ、トマトと一口大に切った白身魚の刺身をのせ、Aをかける。

糖質量

Total 45.1g
おかず……8.3g
ごはん……36.8g

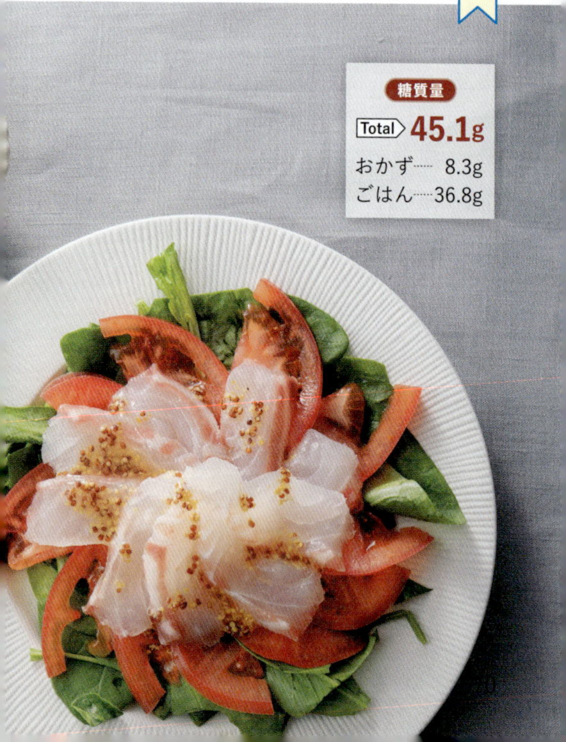

シンプルな味付けだから素材の味が引き立つ

スナップエンドウのバター炒め

糖質4.5g
エネルギー56kcal

材料（2人分）

スナップエンドウ …… 120g
バター …… 小さじ2
塩 …… 少々
こしょう …… 少々

作り方

1 スナップエンドウは筋を取って斜め半分に切る。

2 フライパンにバターを熱し、スナップエンドウを炒める。塩を加えてなじませ、こしょうを振る。

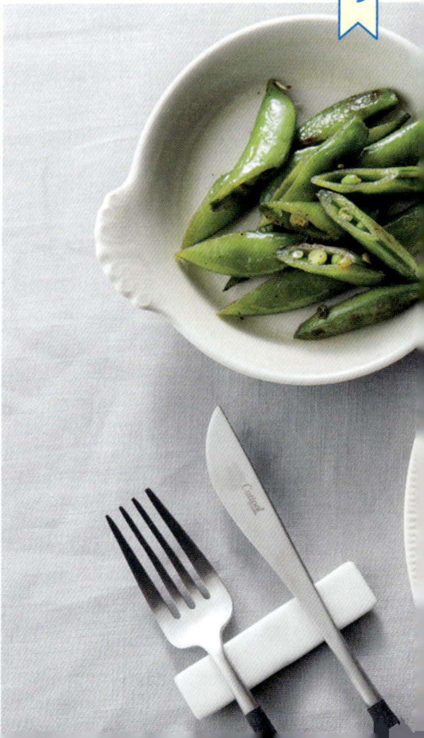

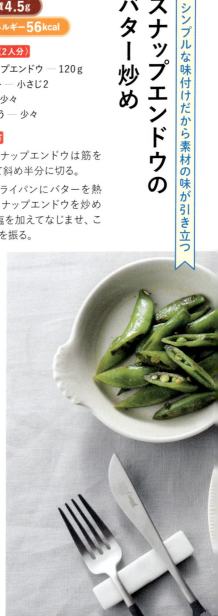

鮭フライ

鮭は老化を防ぐアスタキサンチンが豊富

糖質6.4g エネルギー316kcal

材料（2人分）

ソース【きゅうりのピクルス20g、
ウズラの卵（水煮）4個、
マヨネーズ大さじ2、塩少々、
こしょう少々】

鮭……2切れ

【塩少々、こしょう少々、小麦粉小さじ1
目の細かいパン粉10g】

揚げ油……適量

レモンのくし形切り……2個

作り方

1 きゅうりのピクルスとウズラの卵はみじん切りにし、マヨネーズと塩、こしょうを合わせソースをつくる。

2 鮭に塩、こしょうを振る。同量の水（分量外）で溶いた水溶き小麦粉をまぶしてパン粉をつけ、170度の揚げ油で4～5分揚げる。

3 器に盛りつけて1のソースをかけ、レモンを添える。

ほうれん草のごまあえ

ゆでて切ってあえるだけ！

糖質0.8g

エネルギー31kcal

材料（2人分）

ほうれん草……1/2束

A【すりごま大さじ1、
だし汁小さじ1、
しょうゆ大さじ1/2】

作り方

1 ほうれん草はゆでてざく切りにする。

2 1にAを合わせてあえる。

糖質量

Total 44.0g

おかず…… 7.2g

ごはん……36.8g

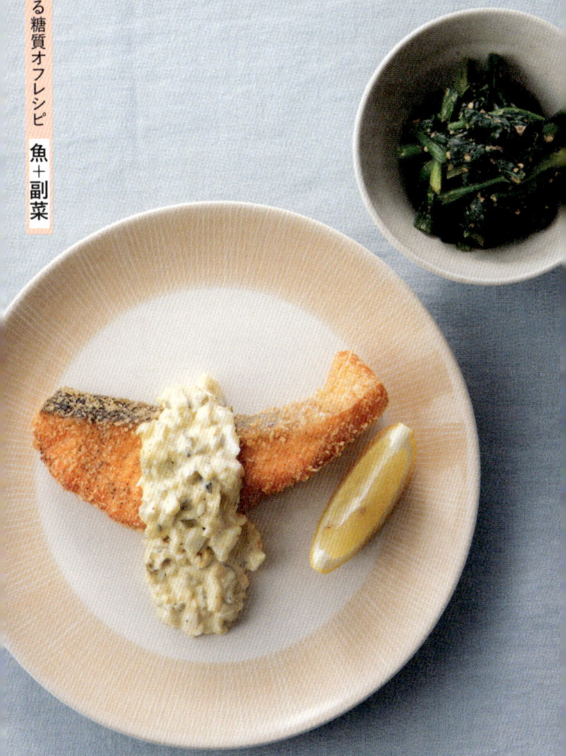

かじきのDHAで物忘れ予防にも

かじきのカレークリームソース

糖質6.4g　エネルギー466kcal

材料（2人分）

かじき …… 2切れ
【塩少々、小麦粉小さじ2、
カレー粉小さじ1】
たまねぎ …… 1/4個
ブロッコリー …… 1/2株
オリーブ油 …… 大さじ1
生クリーム …… 1/2カップ
コンソメ …… 小さじ1/4
水 …… 1/2カップ
塩 …… 小さじ1/5

作り方

1 かじきは一口大に切って塩を振り、小麦粉とカレー粉をまぶす。

2 たまねぎは薄切りにし、ブロッコリーは小房に分ける。

3 フライパンにオリーブ油を半量熱し、1を焼いて取り出す。

4 フライパンに残りのオリーブ油を熱し、たまねぎを炒め、しんなりとしたらブロッコリーを加える。油が回ったら3を戻し、生クリーム、コンソメ、水を加えて煮て、塩で味をととのえる。

糖質量

Total 43.9g

おかず …… 7.1g
ごはん …… 36.8g

きのこのこしょう炒め

きのこは糖質オフの味方。お弁当のおかずにも◎

糖質0.7g　エネルギー66kcal

材料（2人分）

しいたけ …… 2枚
しめじ …… 1/2パック
まいたけ …… 1/2パック
オリーブ油 …… 大さじ1
塩 …… 小さじ1/6
あらびきこしょう …… 少々

作り方

1 しいたけは薄切りにし、しめじとまいたけをほぐす。

2 フライパンにオリーブ油を熱し、香りが立ってきたらしいたけ、しめじ、まいたけを加えて炒める。しんなりとしたら、塩を振り、あらびきこしょうを振る。

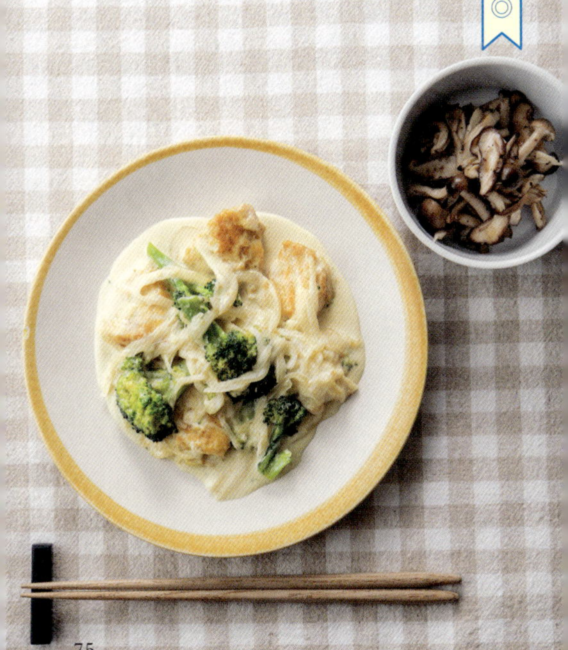

オイスターソースでゴロゴロえびが香ばしい

えびと豆腐のオイスターソース炒め

糖質5.4g　エネルギー19kcal

材料（2人分）

えび……12尾
豆腐……1/2丁
チンゲンサイ……1株
にんじん……3cm（30g）
ごま油……大さじ1
A【オイスターソース小さじ2、水1/4カップ、片栗粉小さじ1】

作り方

1 えびは殻をむいて背ワタを取る。豆腐は水切りして4等分する。チンゲンサイはざく切りにし、にんじんは短冊切りにする。

2 フライパンにごま油を半量熱し、豆腐を焼き付けて取り出す。

3 残りのごま油を熱し、チンゲンサイとにんじんを炒める。しんなりとしたらえびを加える。えびの色が変わったら2を戻し、Aを加えとろみがつくまで煮る。

糖質量

Total 45.4g
おかず……8.6g
ごはん……36.8g

ほどよい酸味が前菜や箸休めにぴったり

わかめときゅうりの酢のもの

糖質3.2g　エネルギー19kcal

材料（2人分）

塩蔵わかめ …… 50g
きゅうり …… 1/2本
【塩少々】
すし酢 …… 大さじ1
しょうが …… 適量

作り方

1 わかめは水で戻してざく切りにする。

2 きゅうりは小口切りにして塩を振ってなじませ、水けをしっかり絞る。

3 ②とわかめをすし酢であえ、せん切りのしょうがをのせる。

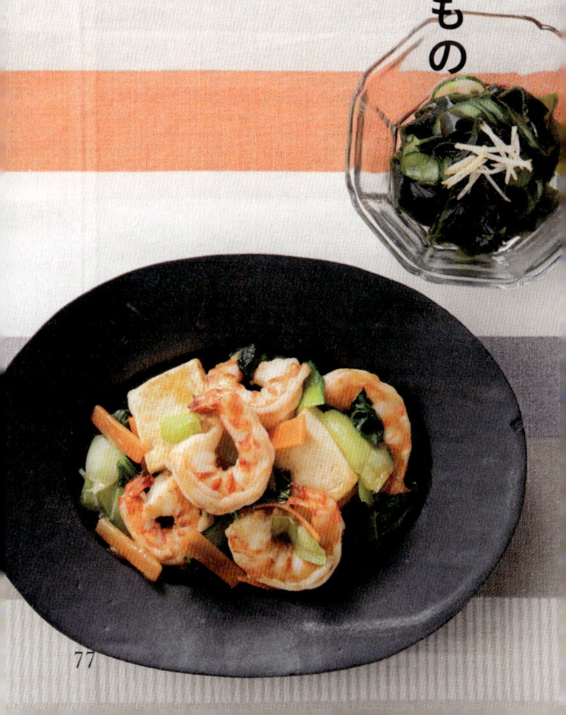

イカと水菜のサラダ仕立て

イカは高たんぱく質、低脂質の万能食材

糖質2.2g　**エネルギー166kcal**

材料（2人分）

イカ……200g
水菜……1/4束
ドレッシング【ポン酢しょうゆ大さじ1、いりごま大さじ1/2、わさび小さじ1/2、植物油大さじ1/2】

作り方

1 イカは格子状に切り込みを入れて一口大に切り、さっとゆでる。水菜はざく切りにする。

2 イカと水菜を合わせ、ドレッシングを回しかけてあえる。

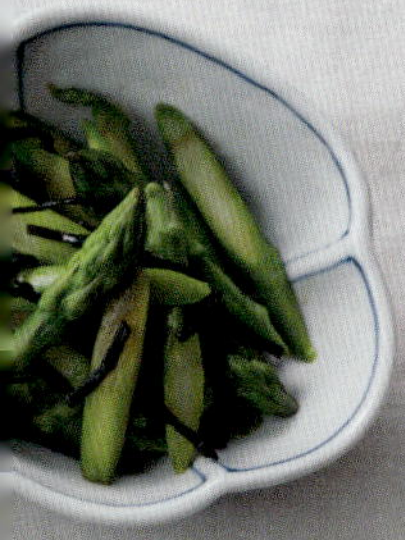

糖質量

Total 40.5g

おかず……3.7g
ごはん……36.8g

アスパラのアスパラギン酸は疲労回復に◎

アスパラの塩昆布あえ

糖質1.5g　エネルギー13kcal

材料（2人分）

アスパラガス …… 6本
塩昆布 …… 大さじ1（5g）

作り方

1 アスパラガスはゆでて斜め切りにする。

2 ①に塩昆布を合わせてあえる。

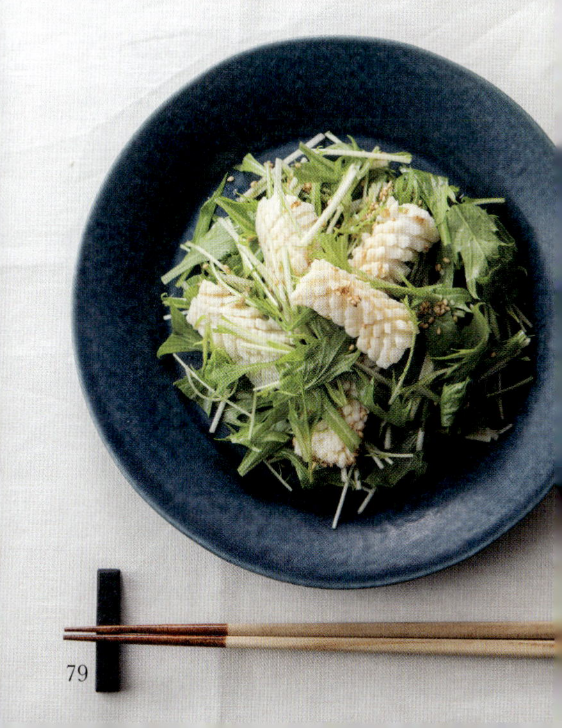

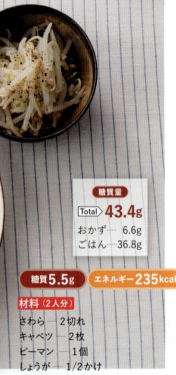

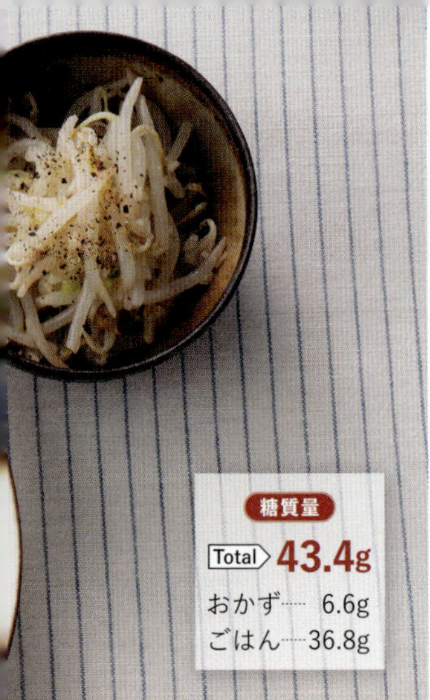

糖質量

Total 43.4g

おかず…… 6.6g

ごはん……36.8g

良質なたんぱく質で健康維持！

さわらの回鍋肉《ホイコーロー》風

糖質5.5g　エネルギー235kcal

材料（2人分）

さわら…… 2切れ
キャベツ…… 2枚
ピーマン…… 1個
しょうが…… 1/2かけ
植物油…… 大さじ1
A【豆板醤小さじ1/4、みそ小さじ2、酒大さじ1、砂糖小さじ1/2】

作り方

1 さわらは食べやすい大きさに切る。キャベツはざく切り、ピーマンは乱切り、しょうがはせん切りにする。

2 フライパンに油を半量熱し、さわらを焼いて取り出す。

3 フライパンに残りの油を熱し、キャベツ、ピーマン、しょうがを炒める。しんなりとしたら2を戻し、Aを加えて絡める。

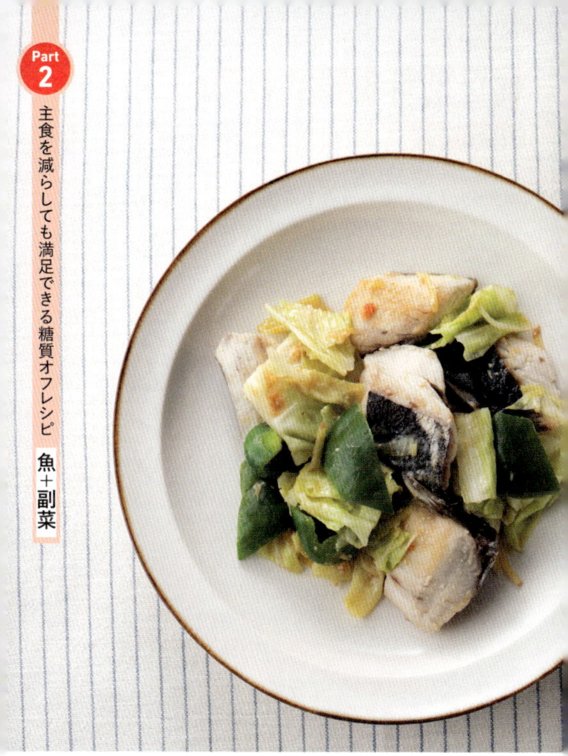

シャキシャキとした歯ごたえが◎

もやしのナムル

糖質1.1g　エネルギー28kcal

材料（2人分）

もやし …… 1/2パック
長ねぎのみじん切り …… 大さじ2
塩 …… 小さじ1/5
ごま油 …… 小さじ1
あらびきこしょう …… 少々

作り方

1 もやしはひげ根を取りさっとゆで、ねぎ、塩、ごま油を加えてよく混ぜる。最後にあらびきこしょうを振る。

こんがり焼いたボリュームたっぷりオムレツ

スパニッシュオムレツ

糖質2.9g **エネルギー290kcal**

材料（2人分）

ズッキーニ …… 1/2本
パプリカ（赤・黄）…… 各1/4個
卵液【卵3個、ピザ用チーズ30g、
塩少々、こしょう少々】
オリーブ油 …… 大さじ2

作り方

1 ズッキーニはいちょう切りにする。パプリカは角切りにする。卵は割りほぐして、ピザ用チーズ、塩・こしょうを合わせる。

2 フライパンにオリーブ油を熱し、ズッキーニ、パプリカを炒める。しんなりとしたら卵液を加え、大きくかき混ぜて半熟状になったら火を弱める。ふたをして7～8分蒸し焼きにする。

3 ひっくり返して1～2分焼いて、食べやすい大きさに切り、器に盛りつける。

噛むごとに春菊の豊かな風味が広がる

春菊のシーザーサラダ

糖質0.9g **エネルギー97kcal**

材料（2人分）

春菊 …… 1/2束
ドレッシング【フレンチドレッシング大さじ1、マヨネーズ大さじ1、粉チーズ大さじ1、塩少々、こしょう少々】

作り方

1 春菊は葉をつみ、器に盛りつける。

2 ドレッシングをよく混ぜてかける。

糖質量

Total 40.6g

おかず……3.8g

ごはん……36.8g

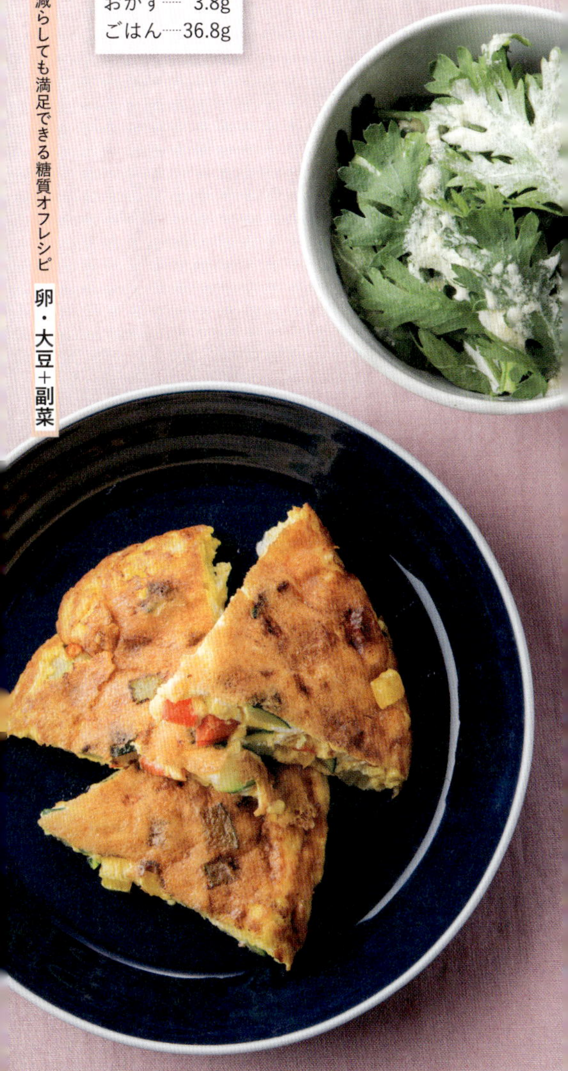

厚揚げの肉詰め煮

肉がたっぷり詰まってボリューム満点

糖質3.3g　エネルギー302kcal

材料（2人分）

厚揚げ……1枚（200g）
【小麦粉小さじ1】
肉だね【豚ひき肉100g、たまねぎ1/8個、ナンプラー小さじ1/4、こしょう少々】
植物油……小さじ1
A【水1/2カップ、鶏がらスープの素小さじ1/2、砂糖小さじ1/2、ナンプラー小さじ1/2】
パクチー……適量

作り方

1 厚揚げは半分に切ってから、さらに斜め半分に切り、切り口に切り目を入れる。肉だねのたまねぎはみじん切りにする。

2 肉だねの材料を混ぜ合わせ、4等分する。厚揚げの切り目に小麦粉を振って肉だねを詰める。

3 フライパンに油を熱し、2の肉だねの面を焼き付ける。Aを加え、落としぶたをして、煮汁が少なくなるまで煮る。

4 器に盛りつけ、3～4cmのざく切りにしたパクチーを添える。

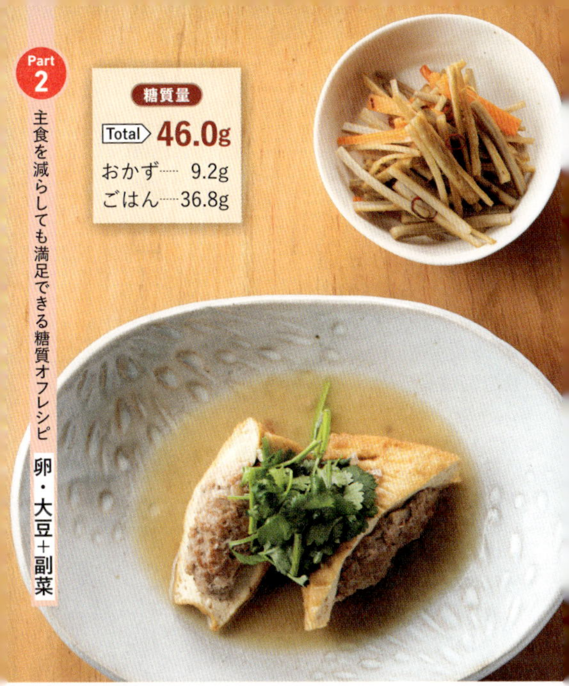

糖質量
Total 46.0g
おかず…… 9.2g
ごはん……36.8g

おなじみのきんぴらを塩味であっさりいただく

塩きんぴらごぼう

糖質5.9g　エネルギー58kcal

材料（2人分）

ごぼう …… 2/3本（100g）
にんじん …… 3cm（30g）
A【塩小さじ1/5、だし汁1/4カップ、
　とうがらし1/2本】
ごま油 …… 小さじ1

作り方

1 ごぼうとにんじんはマッチ棒状に切る。Aのとうがらしは小口切りにする。

2 フライパンにごま油を熱し、ごぼうとにんじんを炒める。Aを加え、水分が少なくなるまで炒める。

栄養満点のゴーヤーを人気の沖縄料理で

豆腐とゴーヤーのチャンプルー

糖質4.1g　エネルギー251kcal

材料（2人分）

木綿豆腐……1丁
【塩少々】
ゴーヤー……1/2本
もやし……1/4パック
にんじん……3cm（30g）
植物油……大さじ1
豚こま肉……50g
塩……小さじ1/4
しょうゆ……小さじ1
かつお節……適量

作り方

1 木綿豆腐は水切りして食べやすく切る。ゴーヤーは縦半分に切って種を取り、5㎜厚さに切る。もやしはひげ根を取り、にんじんは短冊切りにする。

2 フライパンに油を半量熱し、木綿豆腐を香ばしく焼き、塩少々を振って取り出す。

3 残りの油を熱して豚肉を炒め、色が変わったら、ゴーヤー、もやし、にんじんを加えて炒める。しんなりとしたら2を戻し、塩を振って、しょうゆを加える。器に盛り、かつお節を散らす。

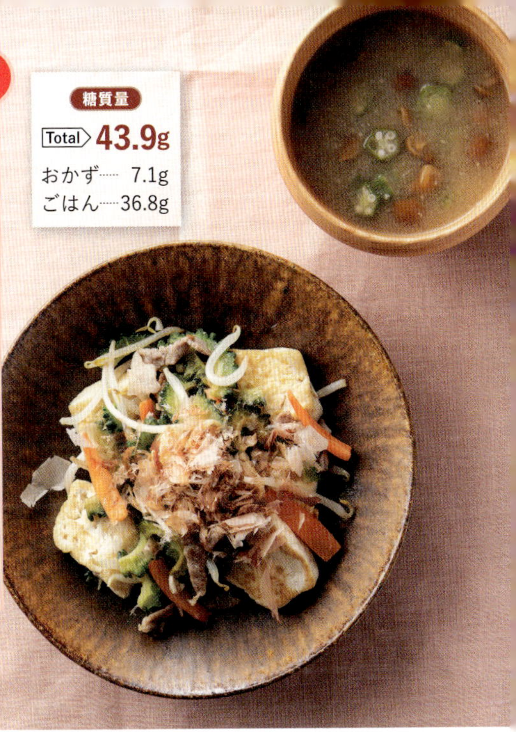

糖質量
Total 43.9g
おかず…… 7.1g
ごはん……36.8g

ネバネバ成分が糖質の吸収をゆるやかに

なめことオクラのみそ汁

糖質3.0g
エネルギー33kcal

材料（2人分）

なめこ …… 1/2パック
オクラ …… 6本
だし汁 …… 1と1/2カップ
みそ …… 大さじ1

作り方

1 なめこは洗い、オクラは小口切りにする。

2 鍋にだし汁を熱し、なめことオクラを加えてひと煮し、みそを溶き入れる。

水炊き鍋

やわらかい鶏肉をたっぷりの野菜と一緒に味わう

糖質6.2g　エネルギー245kcal

材料（2人分）

鶏もも肉 …… 200g
長ねぎ …… 1本
白菜 …… 1枚
しいたけ …… 4枚
水 …… 3カップ
塩 …… 小さじ1/4
ポン酢しょうゆ …… 大さじ2

作り方

1 鶏もも肉は一口大に切り、ねぎは斜め切り、白菜はざく切りにする。しいたけは十字に飾り切りを入れる。

2 鍋に鶏もも肉、水、塩を入れて、火にかける。沸騰したらあくを取って、ふたをし、弱火で15分ほど煮る。

3 野菜を加え、しんなりするまで煮たら器にとり分ける。ポン酢しょうゆにつけて食べる。

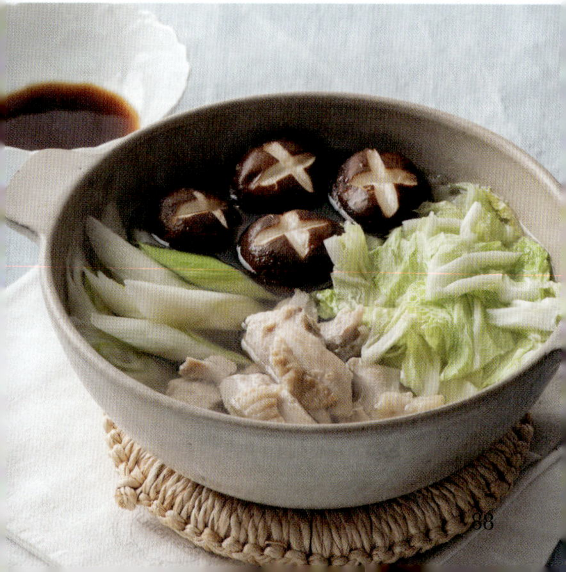

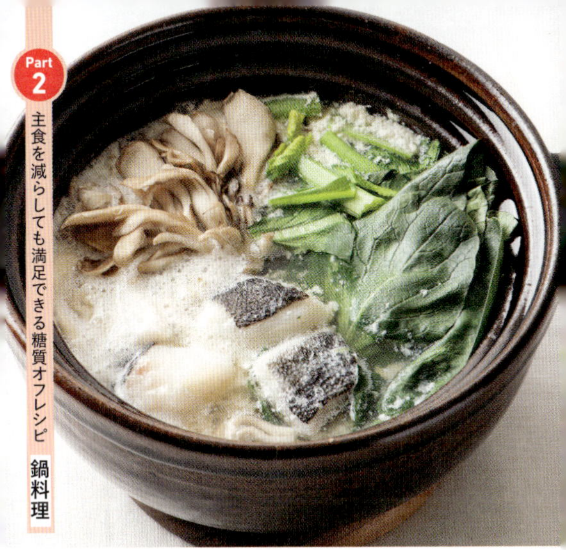

ごはんが欲しくならない豆乳のやさしい味つけ

たらとまいたけ、小松菜の豆乳鍋

糖質4.9g　エネルギー145kcal

材料（2人分）

たら……2切れ
まいたけ……1パック
小松菜……1/2束
水……2カップ
豆乳……1カップ
鶏がらスープの素……小さじ2
塩……小さじ1/4

作り方

1 たらは一口大に切り、熱湯を回しかける。

2 まいたけはほぐし、小松菜はざく切りにする。

3 鍋に水、豆乳、鶏がらスープの素、塩を入れて熱し、沸騰したらたらを煮る。

4 まいたけ、小松菜を加え、しんなりとしたら器に取り分ける。

牡蠣のみそ鍋

牡蠣に含まれるタウリンが肝機能をサポート

糖質9.1g　エネルギー165kcal

材料（2人分）

鮭 …… 1切れ
大根 …… 3㎝（100g）
万能ねぎ …… 6本
もやし …… 1/2パック
昆布 …… 1枚
水 …… 3カップ
みそ …… 大さじ2
牡蠣 …… 8個

作り方

1 鮭は一口大に切る。大根はせん切りにし、ねぎは4㎝ほどの長さに切る。もやしはひげ根を取る。

2 昆布と水を鍋に入れ火にかけて、沸騰する前に昆布を鍋から取り出す。

3 みそを溶き入れ、鮭、牡蠣、大根、ねぎ、もやしを加えて煮る。

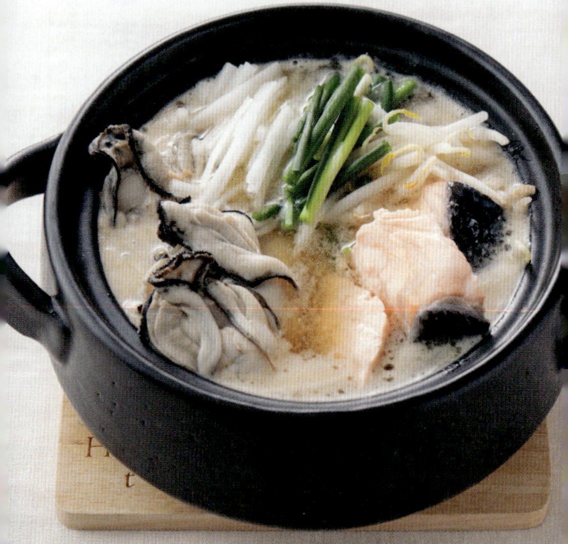

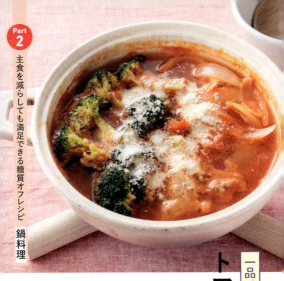

一品で栄養満点！

トマト鍋

糖質8.3g
エネルギー329kcal

材料（2人分）

たまねぎ…… 1/2個
ブロッコリー…… 1/2株
にんにく…… 1かけ
オリーブ油…… 大さじ1
豚カレー用肉…… 150g
トマト水煮缶…… 1/2缶
コンソメ…… 小さじ1
塩…… 小さじ1/4
水…… 1と1/2カップ
ローリエ…… 1枚
粉チーズ…… 大さじ1

作り方

1 たまねぎはくし形切りにし、ブロッコリーは小房に分ける。にんにくはみじん切りにする。

2 鍋ににんにくとオリーブ油を熱し、香りが立ってきたら、たまねぎを加えて炒める。

3 たまねぎがしんなりとしたら豚肉を加えて炒める。表面に焼き色がついたら、ブロッコリー、つぶしたトマト水煮、コンソメ、塩、水、ローリエを加えて、材料がやわらかくなるまで煮る。好みで粉チーズを振る。

ふわふわの鶏団子をあっさりしょうゆ味で

鶏団子のしょうゆ鍋

糖質8.6g **エネルギー210kcal**

材料（2人分）

鶏団子【鶏ひき肉150g、長ねぎ1/4本、片栗粉小さじ1、塩小さじ1/5、ごま油小さじ1】
水菜……1/2束
にんじん……3㎝（30g）
だし汁……2と1/2カップ
しょうゆ……大さじ2
みりん……小さじ2

作り方

1 鶏団子用のねぎはみじん切りにする。水菜はざく切りにし、にんじんはピーラーで薄切りにする。

2 鶏団子の材料を混ぜ、一口大に丸める。

3 鍋にだし汁、しょうゆ、みりんを入れて熱し、煮立ったら2を加えて煮る。火が通ったら、水菜、にんじんを入れて再度煮る。

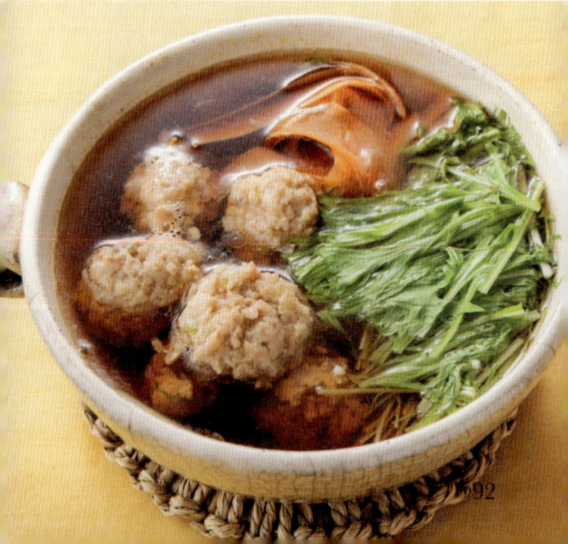

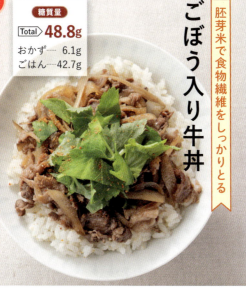

胚芽米で食物繊維をしっかりとる

ごぼう入り牛丼

糖質量
Total 48.8g
おかず…… 6.1g
ごはん……42.7g

糖質48.8g　エネルギー528kcal

材料（2人分）

- ごぼう …… 1/4本
- たまねぎ …… 1/4個
- 三つ葉 …… 2本
- 植物油 …… 大さじ1
- 牛こま肉 …… 150g
- だし汁 …… 3/4カップ
- しょうゆ …… 大さじ1
- みりん …… 小さじ1
- 胚芽米ごはん …… 240g
- 七味とうがらし …… 少々

作り方

1 ごぼうはささがきにし、たまねぎは薄切りにする。三つ葉はざく切りにする。

2 フライパンに油を熱し、ごぼうとたまねぎを炒め、しんなりとしたら牛こま肉を加える。色が変わったらだし汁、しょうゆ、みりんを加えて、煮汁がなくなるまで煮る。

3 器にごはんを盛りつけ、2をかける。三つ葉をのせ、七味とうがらしを振る。

※丼ものはごはんを120g（1人分）で計算しています。

にらと豚肉の卵とじ丼

やさしい味つけでホッとするおいしさ

糖質46.3g　エネルギー482kcal

材料（2人分）

にら …… 1/2束
しいたけ …… 2枚
卵 …… 2個
植物油 …… 大さじ1
豚こま肉 …… 100g
だし汁 …… 3/4カップ
しょうゆ …… 大さじ1
みりん …… 大さじ1
もち麦ごはん …… 240g

作り方

1 にらはざく切りにして、しいたけは薄切りにする。卵は割りほぐす。

2 フライパンに油を熱し、豚こま肉を炒める。色が変わってきたら、しいたけを入れて炒め、だし汁、しょうゆ、みりんを加える。煮立ったらにらを加えて、卵を回し入れ、ふたをして好みのかたさに仕上げる。

3 器にごはんを盛りつけ、2をのせる。

糖質量

Total 46.3g

おかず…… 5.9g
ごはん……40.4g

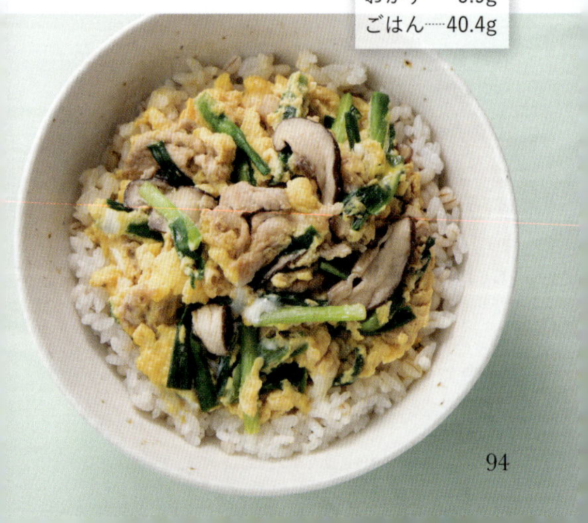

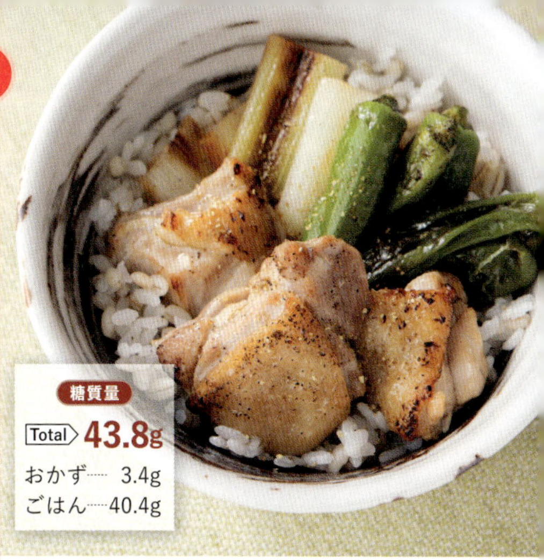
糖質量
Total 43.8g
おかず…… 3.4g
ごはん……40.4g

男性も大満足！ 焼き鳥の味つけはシンプルに

ねぎとししとうの焼き鳥丼

糖質43.8g　エネルギー475kcal

材料（2人分）

鶏もも肉 …… 200g
【塩小さじ1/4、こしょう少々】
長ねぎ …… 1本
ししとう …… 10本
ごま油 …… 大さじ1
塩 …… 少々
もち麦ごはん …… 240g
粉ざんしょう …… 少々

作り方

1 鶏もも肉は一口大に切って、塩、こしょうをなじませる。ねぎはぶつ切りにし、ししとうは穴をあける。

2 フライパンにごま油を熱し、鶏肉を焼く。あいている場所でねぎ、ししとうを焼き、ふたをして蒸し焼きにする。

3 塩を振り、器に盛りつけたごはんにのせてさんしょうを振る。

料理のおいしさを引き立ててくれる薬味をたっぷりのせて

まぐろと白身魚の漬け薬味たっぷり丼

糖質45.5g **エネルギー322kcal**

材料（2人分）

まぐろ・白身魚（タイやヒラメなど）の刺身 …… 各80g

つけ汁【しょうゆ大さじ1と1/2、みりん小さじ2、わさび小さじ1/2】

A【万能ねぎ2本、みょうが1本、しそ5枚、しょうが1/2かけ】

もち麦ごはん …… 240g

カイワレ大根 …… 1/2パック

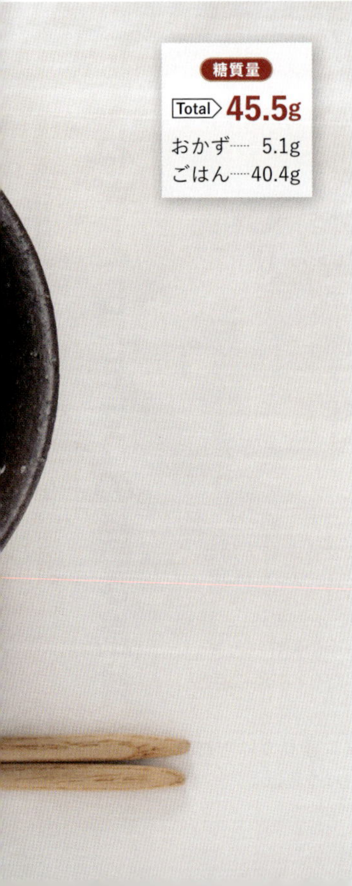

糖質量

Total **45.5g**

おかず …… 5.1g

ごはん …… 40.4g

作り方

1 Aの万能ねぎとみょうがは小口切りにする。しそはせん切りにし、しょうがはすりおろす。

2 一口大に切ったまぐろ、白身魚をつけ汁に漬け、30分ほど冷蔵庫に置く。

3 ごはんを器に盛り、ざく切りにしたカイワレ大根、2、Aを順にのせ、2のつけ汁をかける。

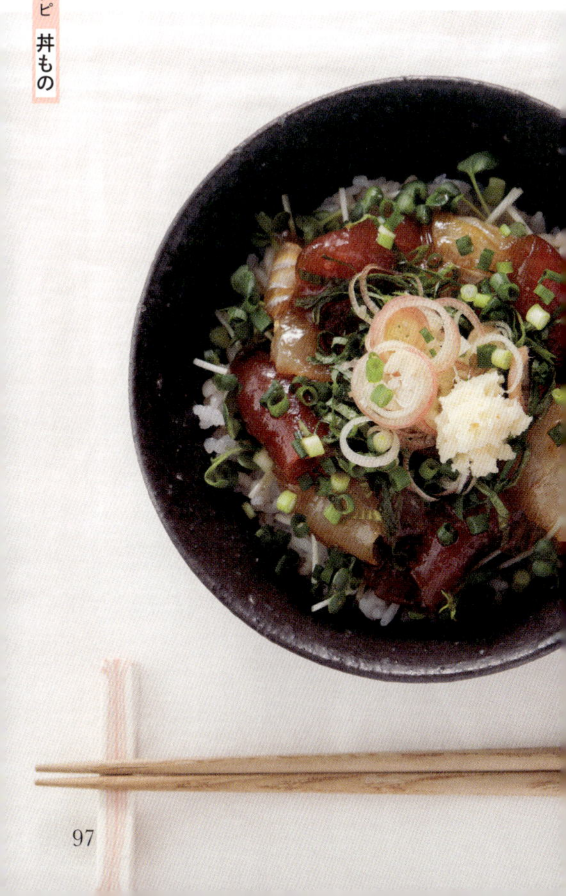

ビビンバ

胚芽米とたっぷり具材を使って満腹に

糖質48.4g　エネルギー538kcal

材料（2人分）

牛こま肉……150g
にんじん……3cm（30g）
豆もやし……1/4パック
小松菜……1株
ねぎだれ【長ねぎ1/4本、塩小さじ1/4、
にんにくすりおろし少々、こしょう 少々、
ごま油小さじ2】
植物油……小さじ1
焼肉のたれ……大さじ1
胚芽米ごはん……240g
きざみのり……適量
いりごま……適量
糸とうがらし……少々

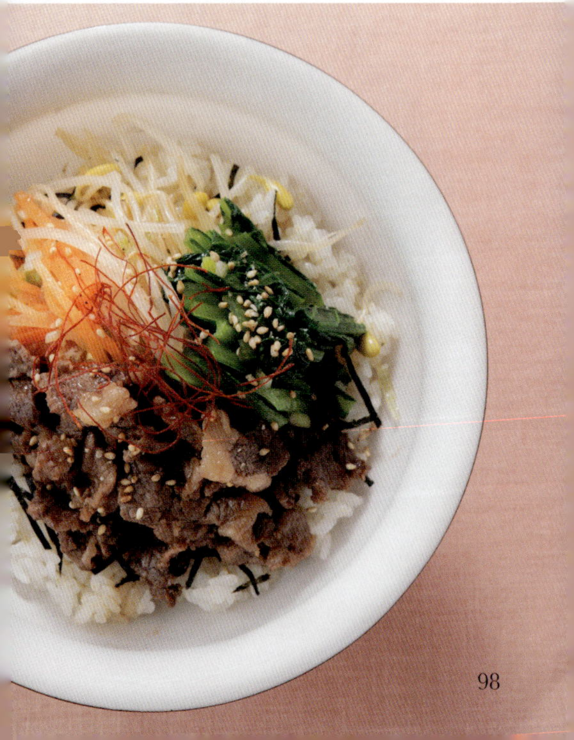

作り方

1 牛こま肉は細切りにする。にんじんは細切りにしてゆで、豆もやしはひげ根を取ってゆでる。小松菜はゆでてからざく切りにする。ねぎだれ用のねぎはみじん切りにする。

2 フライパンに油を熱して、牛肉を炒め、焼肉のたれを絡める。

3 ねぎだれを3等分して、にんじん、もやし、小松菜それぞれをあえる。

4 器にごはんを盛り、きざみのりを広げてのせ、2、3を盛りつけ、ごまを振って糸とうがらしをのせる。

糖質量

Total 48.4g

おかず…… 5.7g

ごはん……42.7g

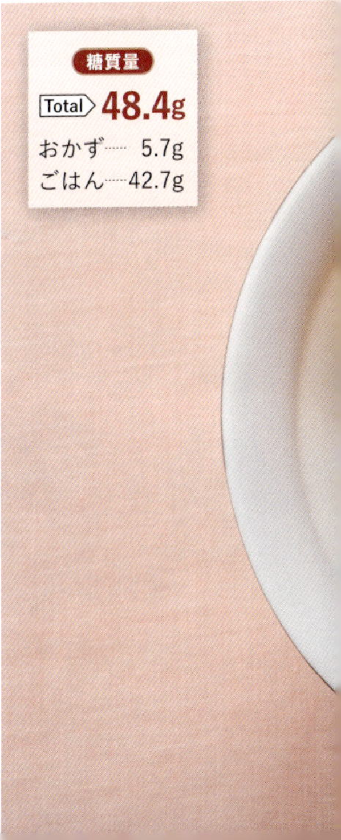

低糖質のカリフラワーライスにすれば満足度アップ

カリフラワーライスのドライカレー

糖質48.2g　エネルギー561kcal

カリフラワーのベジライス

材料（3人分）

カリフラワー …… 100g
米 …… 1合
塩 …… 小さじ1/3
バター …… 大さじ1

作り方

1 カリフラワーは細かく刻む。

2 炊飯器に洗った米を入れ、1合の目盛りまで水（分量外）を加え、カリフラワーをまんべんなくのせて炊く。

3 炊き上がったら塩、バターを加えて混ぜ、器に盛る。

※残りは冷凍保存。

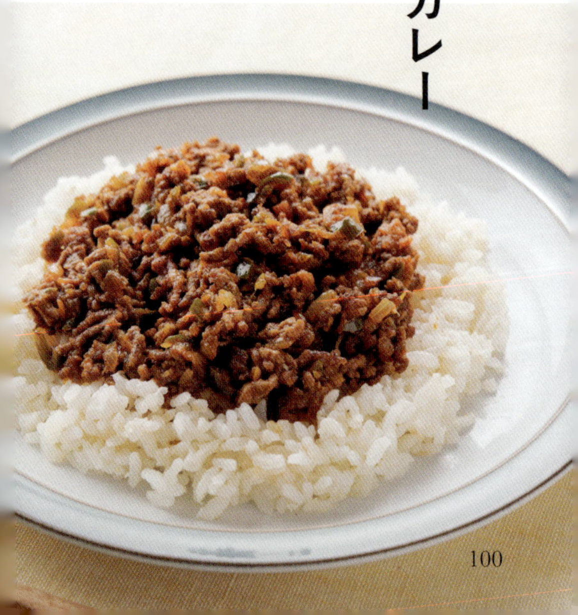

ドライカレー

材料（2人分）

たまねぎ …… 1/4個
にんじん …… 1/4本
ピーマン …… 1個
にんにく …… 1かけ
しょうが …… 1/3かけ
オリーブ油 …… 大さじ2
合いびき肉 …… 150g
カレー粉 …… 小さじ1
ソース …… 大さじ1
ケチャップ …… 大さじ1
水 …… 1/4カップ
カリフラワーライス …… 300g

作り方

1 たまねぎ、にんじん、ピーマン、にんにく、しょうがはみじん切りにする。

2 フライパンにオリーブ油とにんにく、しょうがを熱し、香りが立ってきたらたまねぎ、にんじん、ピーマンを加えてしんなりとするまで炒める。

3 合いびき肉を加えてポロポロになるまで炒め、カレー粉をなじませる。ソース、ケチャップ、水を加えて汁けがなくなるまで煮る。

4 皿にカリフラワーのベジライスを盛り、ドライカレーをのせる。

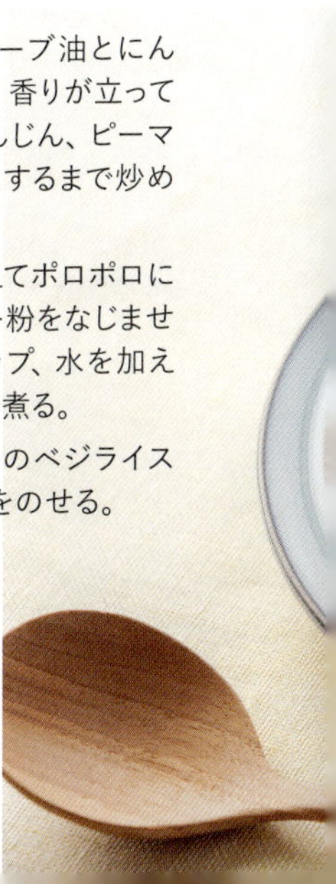

パスタを減らしても、きのことなすでボリュームたっぷり

鶏肉となす、しめじのトマトスパゲッティ

糖質41.6g エネルギー496kcal

材料（2人分）

スパゲッティ …… 100g
なす …… 2本
にんにく …… 1かけ
しめじ …… 1/2パック
鶏もも肉 …… 150g
オリーブ油 …… 大さじ2
トマト水煮缶（ホール）…… 1/2缶
塩 …… 小さじ1/4
スパゲッティのゆで汁
…… 1/4カップ程度
パセリのみじん切り …… 少々

作り方

1 スパゲッティは表示通りゆでる（分量外：水1ℓに対し塩小さじ2）。なすは乱切りにし、にんにくはつぶし、しめじはほぐす。鶏もも肉は細切りにする。

2 フライパンにオリーブ油とにんにくを熱し、鶏肉を炒める。油が出てきたらなす、しめじを加える。油が回ったらトマト缶、塩を加え煮込む。

3 なすがやわらかくなったらスパゲッティのゆで汁を加え、スパゲッティをあえる。器に盛りつけてパセリのみじん切りを散らす。

Part 2 主食を減らしても満足できる糖質オフレシピ ワンプレート

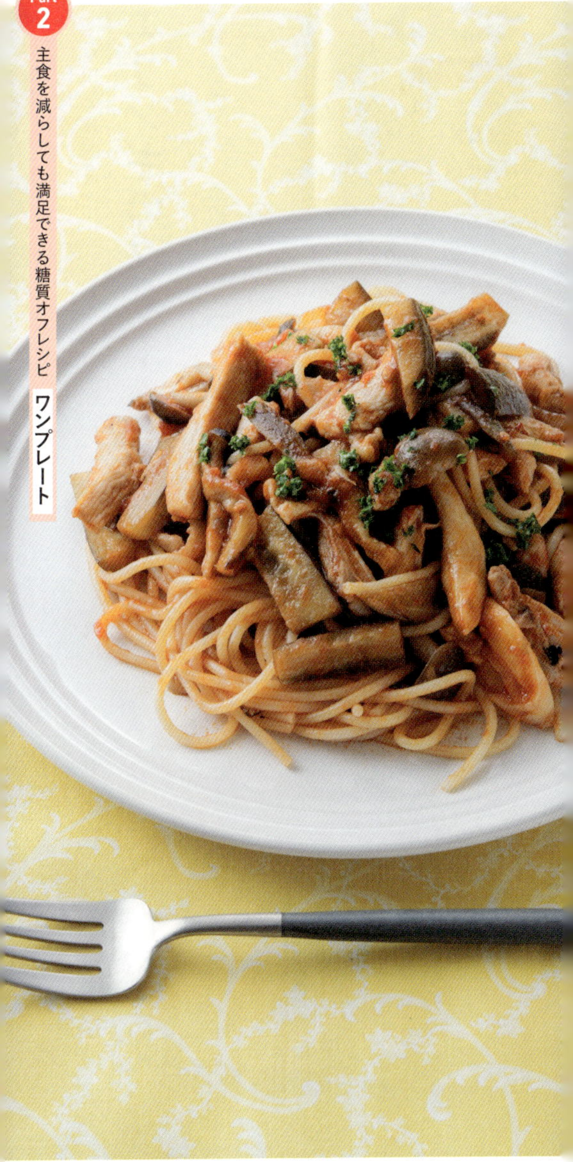

エリンギがペンネに変身する

エリンギのクリームソースペンネ

糖質41.6g　エネルギー540kcal

材料（2人分）

エリンギ …… 1パック
たまねぎ …… 1/4個
いんげん …… 8本
ペンネ …… 100g
バター …… 大さじ1
むきえび …… 150g
生クリーム …… 1/2カップ
コンソメ …… 小さじ1/2
塩 …… 小さじ1/4
こしょう …… 少々
あらびきこしょう …… 少々

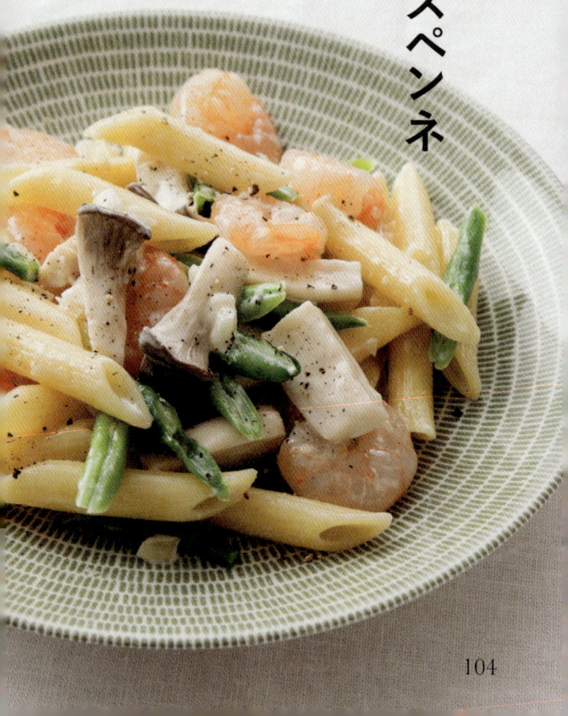

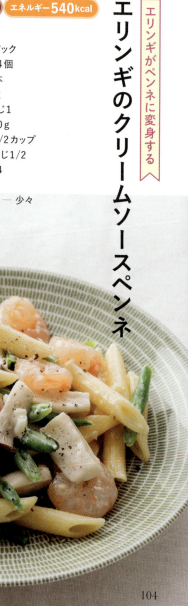

作り方

1 エリンギはペンネと同じ大きさに切る。たまねぎはみじん切りにし、いんげんは斜め切りにする。

2 ペンネを表示時間通りにゆでる（分量外：1ℓに対し塩小さじ2）。表示時間の1分前にエリンギ、いんげんを加えて一緒にゆで上げる。

3 フライパンにバター、たまねぎを入れて炒め、しんなりとしたらえびを加えて炒める。生クリーム、コンソメを加え、塩、こしょうで味をととのえる。

4 [2]と[3]を合わせ、あえる。お好みであらびきこしょうを振る。

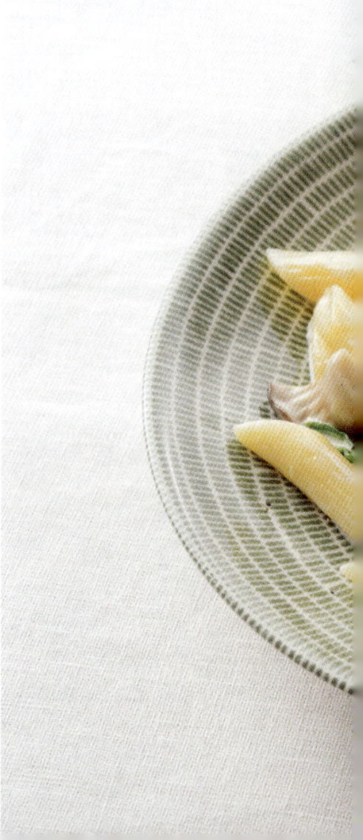

焼きそばの代わりにえのきを入れて糖質をオフ!

えのき入りソース焼きそば

糖質32.4g **エネルギー429kcal**

材料（2人分）

えのきだけ …… 1パック
パプリカ …… 1/4個
チンゲンサイ …… 1/2株
豚こま肉 …… 150g
植物油 …… 大さじ1
焼きそば …… 1玉
だし汁 …… 1/4カップ
A【ソース大さじ1、しょうゆ小さじ1】
塩、こしょう …… 各少々
青のり …… 適量

作り方

1 えのきだけは半分の長さに切り、ほぐす。パプリカは細切りにし、チンゲンサイはざく切りにする。豚こま肉は細切りにする。

2 フライパンに油を熱し豚肉を炒め、えのきだけ、パプリカ、チンゲンサイを加えて炒め合わせる。焼きそばとだし汁を加えて、水分が少なくなるまで炒め、Aを絡める。塩、こしょうで味をととのえ好みで青のりを振る。

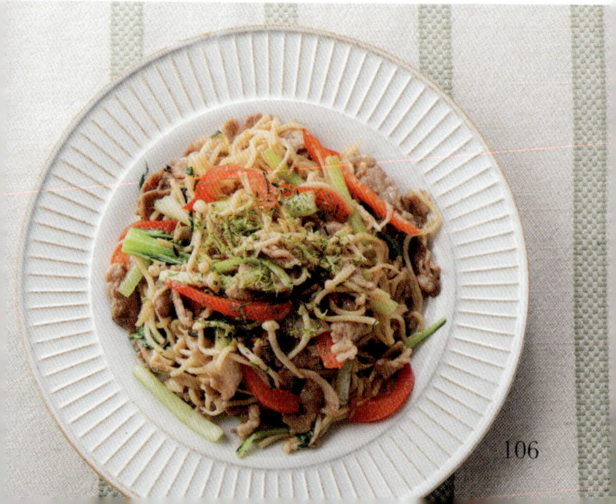

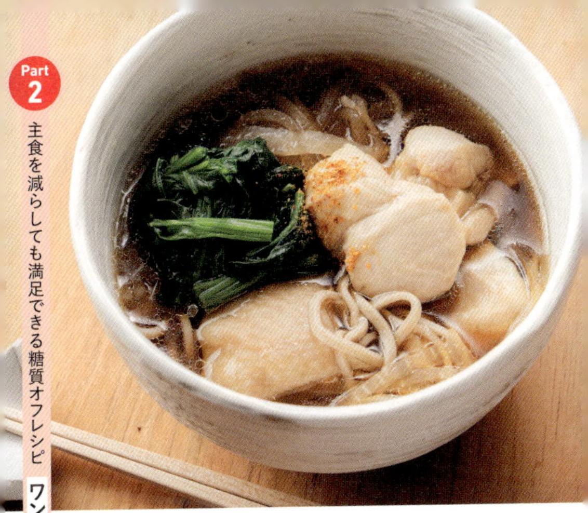

そばは半量。大根を使えば満足できる一杯に

せん切り大根と鶏肉の鴨南蛮風そば

糖質32.3g　エネルギー381kcal

材料（2人分）

鶏もも肉 …… 200g
【片栗粉 …… 小さじ1】
大根 …… 3cm（100g）
ほうれん草 …… 1/4束
めんつゆ（4倍濃縮）…… 大さじ3
水 …… 2カップ
そば（ゆで麺）…… 1玉
七味とうがらし …… 少々

作り方

1 鶏肉をそぎ切りにする。大根はせん切り、ほうれん草はゆでてざく切りにする。

2 鍋にめんつゆ、水を入れて熱し、鶏もも肉に片栗粉をまぶしたものを加え、大根を入れて2～3分煮る。

3 そばを加え、ひと煮して器に盛りつける。ほうれん草をのせ、七味とうがらしを振る。

パンを食べるなら全粒粉で具材たっぷりに

ベーコンとトマトとスプラウトのサンドイッチ

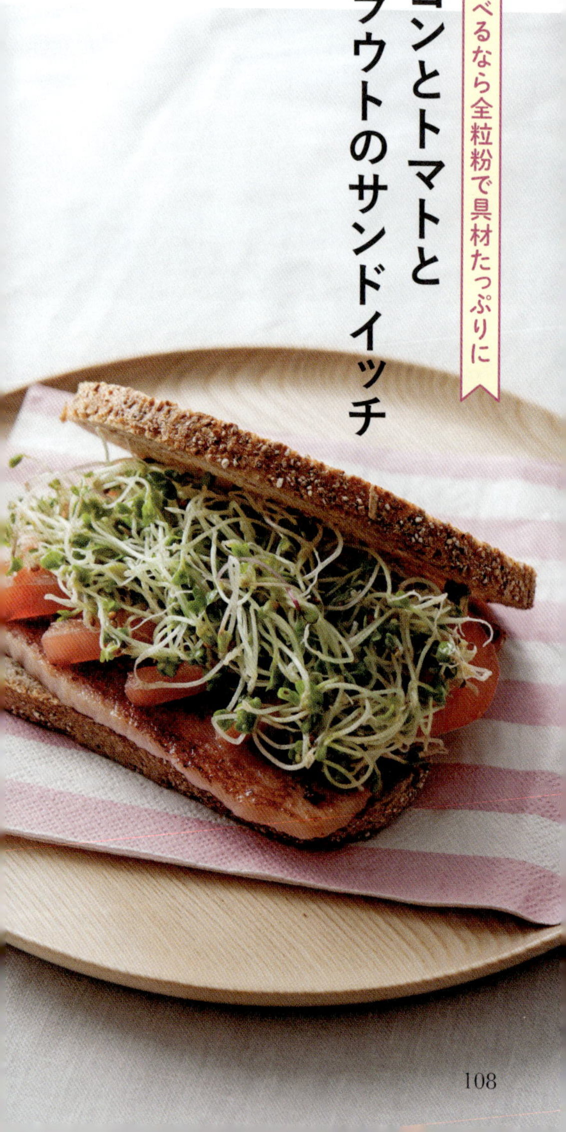

糖質40.1g　エネルギー529kcal

材料（2人分）

全粒粉パン …… 4枚（150g）
バター …… 小さじ2
トマト …… 1個
ベーコン …… 厚切り4枚（120g）
ブロッコリースプラウト …… 1パック
A【フレンチドレッシング大さじ1、
粒マスタード小さじ1】

作り方

1. パンをトースターで焼いて、バターを塗る。トマトは薄切りにする。
2. フライパンを熱し、ベーコンを焼いて、食べやすく切る。
3. スプラウトにAを加えて混ぜる。
4. パンに2、トマト、3をのせて挟む。

糖質オフできる サンドイッチのポイント

パンは糖質が多い食材なので、全粒粉パンやブランパンといった低糖質なものがおすすめ。具材は、食物繊維がとれる野菜と、たんぱく質がとれるハムや卵などを組み合わせましょう。

おすすめの具材

【野菜】レタス、アボカド、ピーマン、アスパラ、ブロッコリー
【卵】ゆで卵
【魚】さば、ツナ
【肉】ささみ、ハム

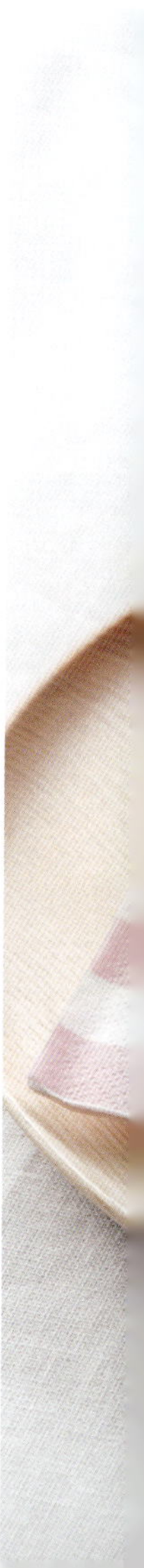

ビタミンCたっぷりのブロッコリーで本格派リゾットを

きのことブロッコリーのリゾット

糖質37.2g　エネルギー515kcal

材料（2人分）

しめじ……1/4パック
まいたけ……1/4パック
ブロッコリー……1/4株
にんにく……1かけ
たまねぎ……1/4個
ツナ缶……大1缶
オリーブ油……大さじ1
鶏がらスープの素……小さじ1
水……1カップ
もち麦ごはん……200g
粉チーズ……大さじ3
バター……小さじ1
あらびきこしょう……少々

作り方

1 しめじ、まいたけはほぐし、ブロッコリーは小さめの小房に切る。にんにくとたまねぎはみじん切りにする。ツナ缶は汁けを切る。

2 フライパンにオリーブ油とにんにくを熱し、たまねぎを炒めて、しんなりとしたらしめじ、まいたけ、ブロッコリー、ツナを加える。鶏がらスープの素と水を入れ、煮立ったらもち麦ごはんを加えて、弱火でかき混ぜながら汁けが少なくなるまで煮る。

3 粉チーズ、バターを加えてなじませる。器に盛りつけてあらびきこしょうを振る。

Part 2 主食を減らしても満足できる糖質オフレシピ **ワンプレート**

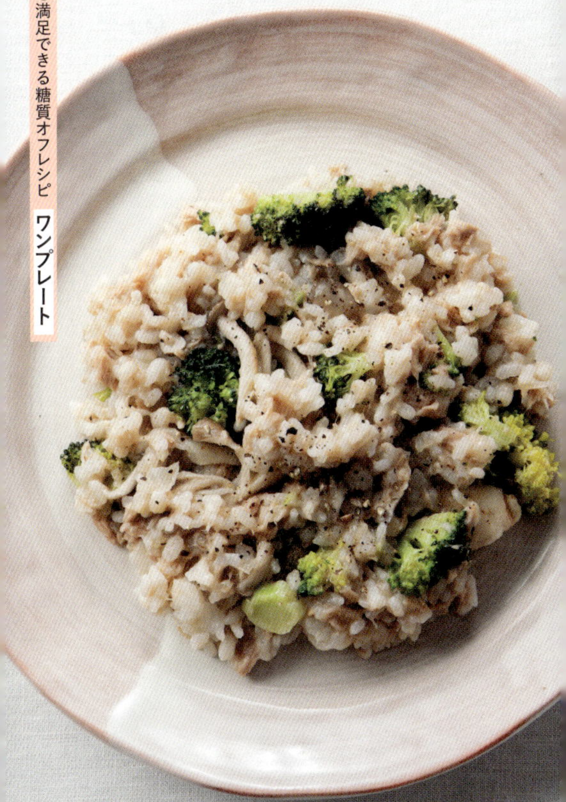

ピーマンの肉詰め

蒸し大豆を入れることでふわふわ食感になる

糖質7.6g　エネルギー275kcal

材料（2人分）

ピーマン …… 3個
蒸し大豆 …… 100g
たまねぎ …… 1/8個
鶏ひき肉 …… 100g
塩 …… 少々
こしょう …… 少々
植物油 …… 大さじ1
しょうゆ …… 小さじ2
みりん …… 小さじ2

作り方

1 ピーマンは縦半分に切り、種とワタを取る。蒸し大豆はつぶし、たまねぎはみじん切りにする。

2 蒸し大豆、鶏ひき肉、たまねぎ、塩・こしょうを合わせてよく混ぜ、ピーマンに詰める。

3 フライパンに油を熱し、2の両面を焼いてふたをし、蒸し焼きにする。

4 しょうゆとみりんを合わせたものを加えて、全体に絡める。

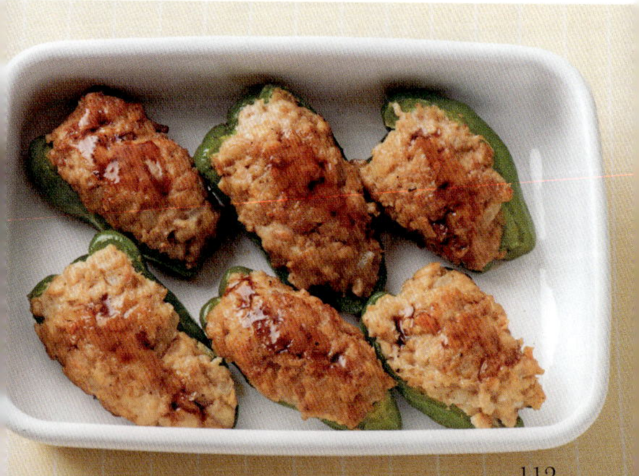

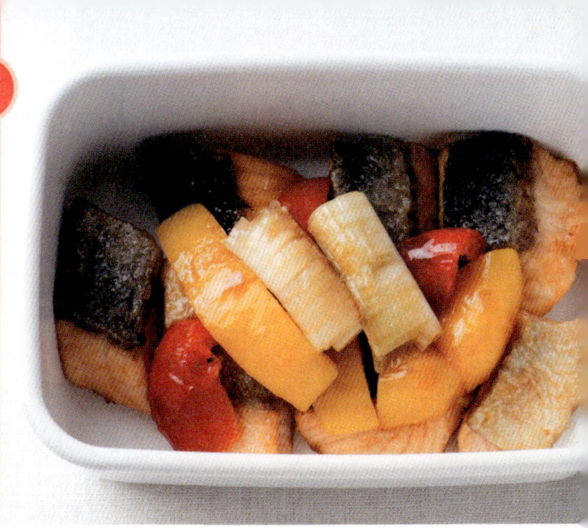

さっぱりと食べたいときにぴったりな一品

鮭の南蛮漬け

糖質9.9g　エネルギー266kcal

材料（2人分）

鮭 …… 2切れ
【塩少々、片栗粉適量】
長ねぎ …… 1/2本
パプリカ（赤・黄）…… 各1/4個
とうがらし …… 1/2本
ポン酢しょうゆ …… 大さじ2
だし汁 …… 大さじ2
植物油 …… 大さじ2

作り方

1 鮭はそぎ切りにし、塩を振って、10分ほど置く。水けをふいて、片栗粉を薄くまぶす。

2 ねぎは横に切り目を入れてぶつ切りにし、パプリカは1cm幅に切る。とうがらしは小口切りにする。

3 ポン酢しょうゆ、だし汁、とうがらしを合わせておく。

4 フライパンに油を熱し、ねぎ、パプリカ、1を焼き、3に漬ける（粗熱がとれるまででOK）。

豚肉とセロリのカレー炒め

カレー風味が食欲をそそり、お弁当にもぴったり

糖質2.2g　エネルギー240kcal

材料（2人分）

セロリ …… 1本
植物油 …… 大さじ1/2
豚こま肉 …… 150g
【塩少々】
A【水大さじ1、しょうゆ小さじ1、
カレー粉小さじ1/4】

作り方

1 セロリの茎は斜め切りにし、葉はざく切りにする。

2 フライパンに油を熱し、塩を振った豚こま肉を炒める。

3 色が変わったらセロリを加え、しんなりとしたらAを回し入れて絡める。

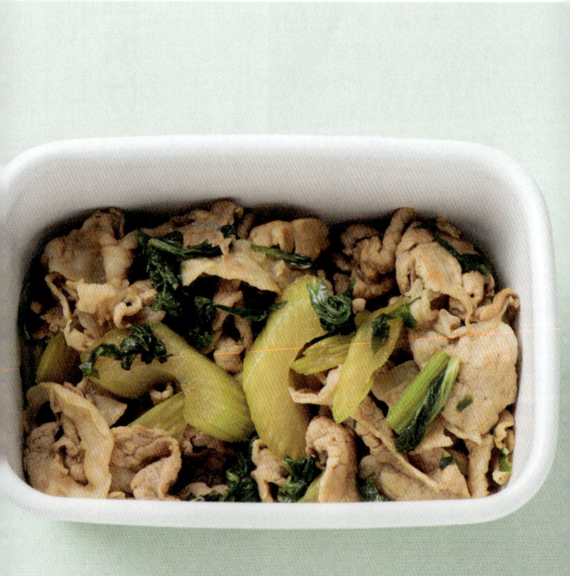

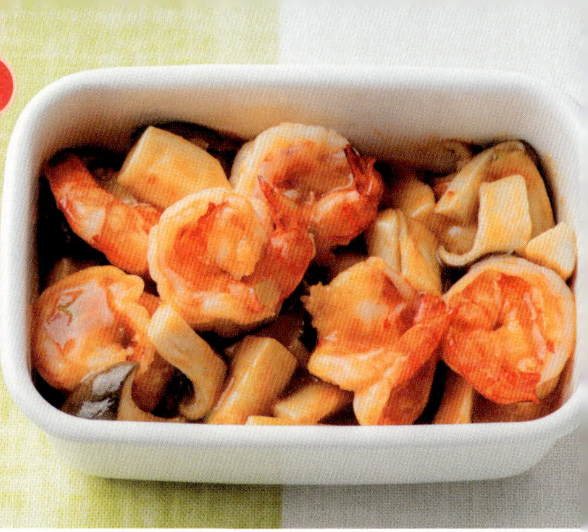

えびとエリンギのプリッとした食感が楽しめる

えびとエリンギのチリソース

糖質6.5g　エネルギー148kcal

材料（2人分）

えび …… 14尾（正味210g）
エリンギ …… 1パック
長ねぎ …… 1/4本
しょうが …… 1/2かけ
植物油 …… 大さじ1/2
A【ケチャップ大さじ1、しょうゆ小さじ1、豆板醤小さじ1/4、鶏がらスープの素ひとつまみ、水1/2カップ、片栗粉小さじ1】

作り方

1 えびは背中に切り目を入れて背ワタを取る。

2 エリンギは縦に裂いて、長さを2～3等分にし、ねぎはみじん切りにする。しょうがはせん切りにする。

3 フライパンに油を熱し、えび、エリンギを炒める。えびの色が変わったら、ねぎ、しょうがを加えてさっと炒め、よく混ぜたAを回し入れて絡める。

小松菜のねぎ塩炒め

小松菜とねぎ塩の相性バツグン！

糖質0.3g　エネルギー26kcal

材料（2人分）

小松菜……1/2束
長ねぎ……3cm
ごま油……小さじ1
塩……小さじ1/6

作り方

1 小松菜はざく切りにし、ねぎはみじん切りにする。

2 フライパンにごま油とねぎを熱し、小松菜を炒めてしんなりとしたら、塩を振る。

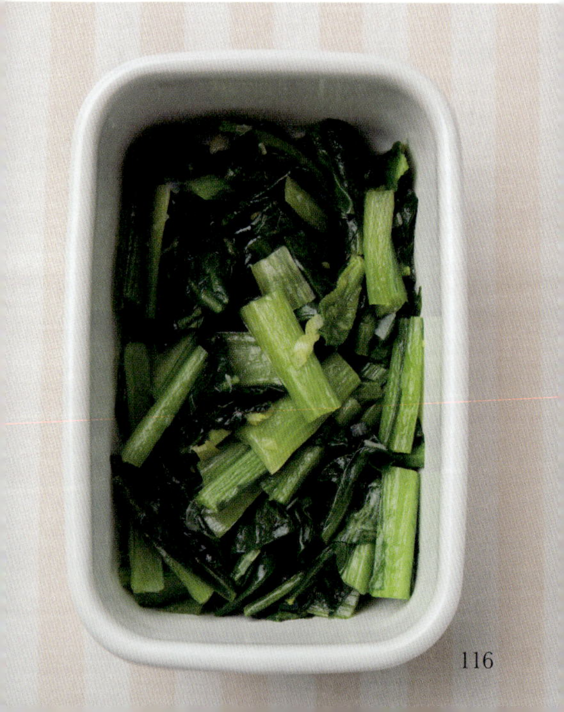

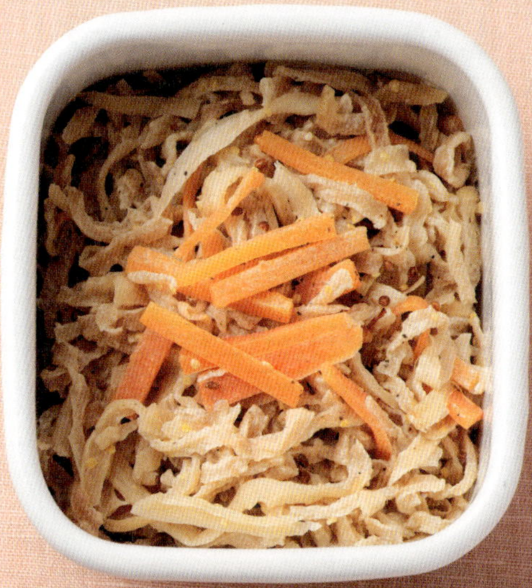

切り干し大根のしっとり食感がやみつきに

切り干し大根のコールスロー

糖質9.1g　エネルギー101kcal

材料（2人分）

切り干し大根……30g
にんじん……3cm（30g）
A【マヨネーズ大さじ1、粒マスタード小さじ1、塩小さじ1/5】
こしょう……少々

作り方

1 切り干し大根は水で戻し、食べやすい大きさに切る。にんじんはせん切りにする。

2 にんじんをゆで、やわらかくなったら切り干し大根を入れて、ざるに上げる。

3 2をAであえて味をととのえ、こしょうを振る。

ブロッコリーのペペロンチーノ

ピリ辛なとうがらしの味がアクセント

糖質1.2g　**エネルギー67kcal**

材料（2人分）

- ブロッコリー …… 3/4株
- にんにく …… 1かけ
- とうがらし …… 1本
- オリーブ油 …… 小さじ2
- 塩 …… 小さじ1/5
- 水 …… 大さじ2

作り方

1 ブロッコリーは小房に分ける。にんにくはみじん切りにし、とうがらしは斜め半分に切る。

2 フライパンにオリーブ油とにんにく、とうがらしを熱し、香りが立ってきたら、ブロッコリーを加える。

3 油が回ったら、塩、水を加えてふたをする。3分蒸し焼きにする。

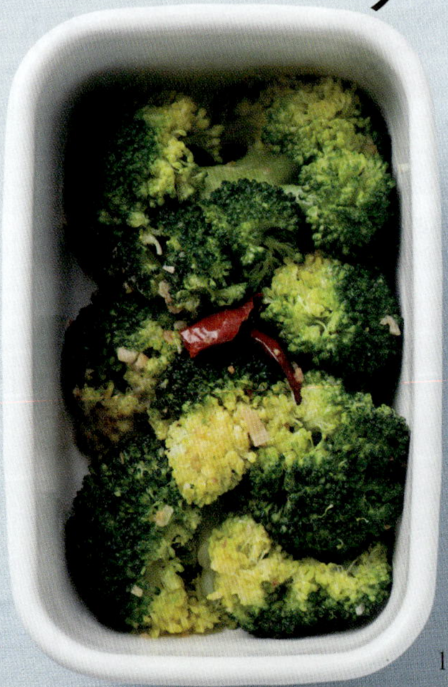

きのこのレンジサラダ

3種類のきのこを使うのがおいしさのコツ

糖質2.3g　エネルギー36kcal

材料（2人分）

しいたけ……2枚
しめじ……1/2パック
まいたけ……1/2パック
A【酢大さじ1、塩小さじ1/5、砂糖小さじ1/2、ローリエ1枚、オリーブ油小さじ1】
酒……大さじ1

作り方

1 しいたけは薄切りにし、しめじ、まいたけはほぐしておく。Aを保存容器に合わせておく。

2 耐熱皿にきのこを入れて酒を振り、電子レンジで2分加熱し、蒸らす。

3 汁けを切って、Aに加えてなじませる。

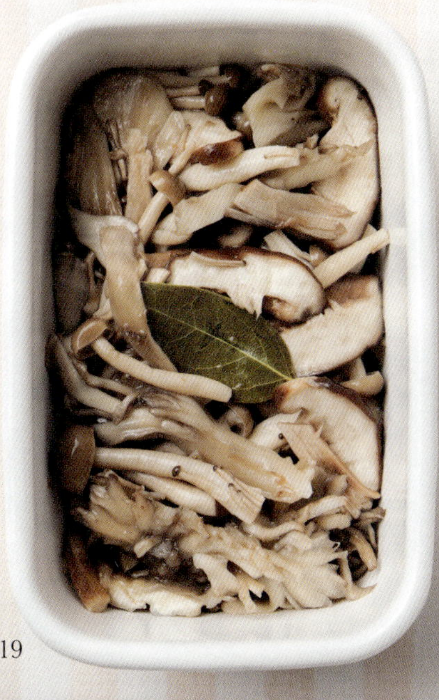

わかめのナムル

食物繊維が豊富なわかめがたっぷりとれる

糖質1.0g　エネルギー31kcal

材料（2人分）

塩蔵わかめ …… 80g
長ねぎ …… 1/4本
にんにく …… 1/4かけ
ごま油 …… 小さじ1
しょうゆ …… 少々

作り方

1 塩蔵わかめは水で戻し、ざく切りにする。ねぎとにんにくはみじん切りにする。

2 フライパンにごま油、ねぎ、にんにくを熱し、香りが立ってきたらわかめを炒める。鍋肌にしょうゆを垂らして絡める。

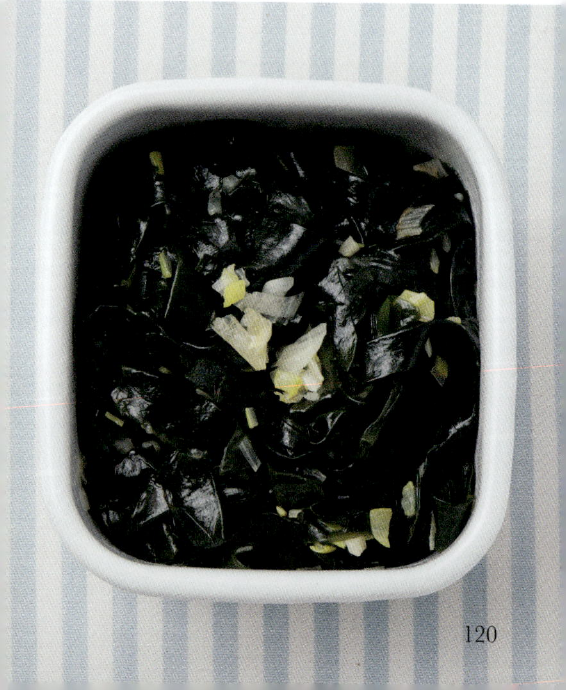

ごぼうの香りが引き立つさっぱり味

ごぼうのごま酢あえ

糖質8.7g　エネルギー76kcal

材料（2人分）

ごぼう……1本
A【すりごま大さじ1、酢大さじ1、しょうゆ小さじ2】

作り方

1 ごぼうは4～5cm長さの拍子木切りにして、水からゆでる。Aを保存容器に合わせておく。

2 ごぼうは沸騰してから5分ゆで、ざるに上げる。水けをきった後、熱いうちにすりこぎなどでたたき、Aに加えてあえる。

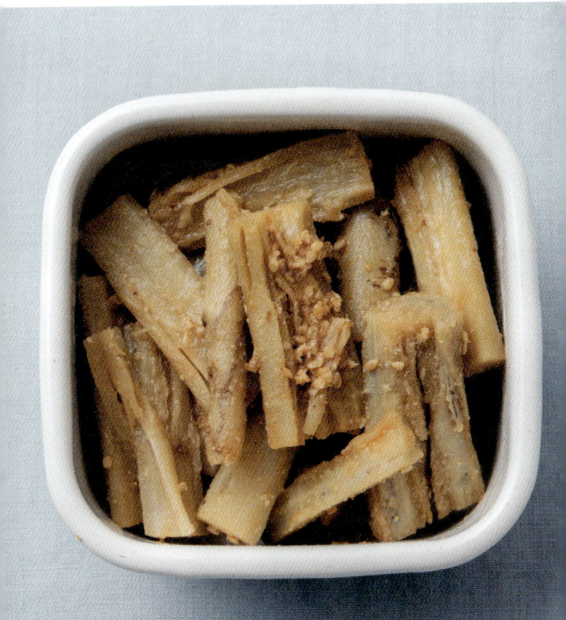

ネバネバ素材は腸を整えてくれる

オクラのなめたけあえ

糖質2.7g　エネルギー28kcal

材料（2人分）

オクラ …… 10本
【塩少々】
なめたけ …… 大さじ2（30g）

作り方

1 オクラは塩もみをしてゆで、斜めに切る。

2 ①となめたけを合わせてあえる。

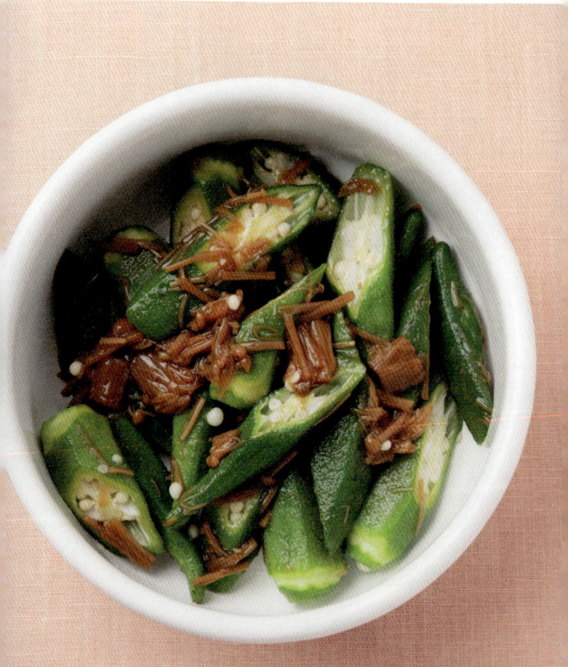

栄養価の高いアボカドと納豆がベストマッチ！

アボカドと納豆のかつお節あえ

糖質2.5g　**エネルギー181kcal**

材料（2人分）

アボカド……1個
納豆……1パック
しょうゆ……小さじ1/2
かつお節……小1パック

作り方

1 アボカドはさいの目に切り、納豆はたれを入れて混ぜる。

2 1にしょうゆとかつお節を合わせてあえる。

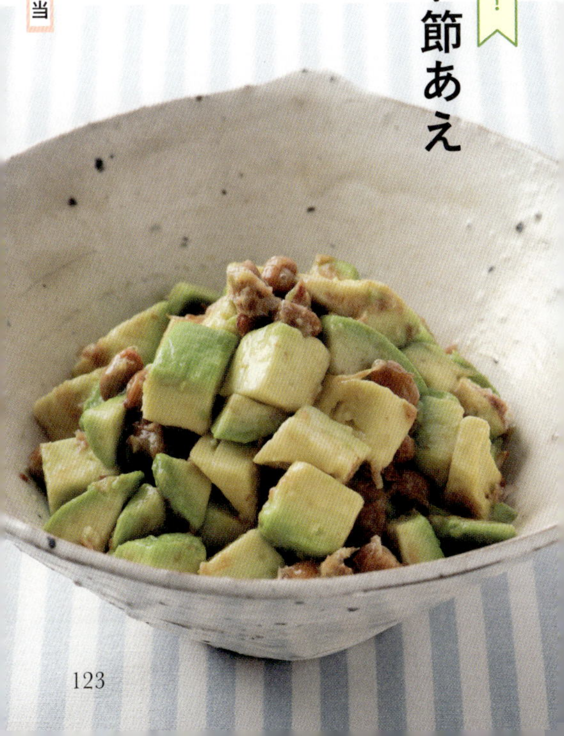

カレーの風味があじを引き立てる

あじのカレー風味焼き

糖質2.0g　エネルギー129kcal

材料（2人分）

あじ …… 2尾

【塩少々】

ししとう …… 6本

植物油 …… 大さじ1/2

A【しょうゆ・みりん各小さじ1、
カレー粉小さじ1/4、水大さじ1】

作り方

1 あじは3枚におろし、塩を振る。ししとうは穴をあける。

2 フライパンに油を熱し、あじを両面焼く。あいているスペースで同時にししとうを焼く。

3 ししとうを取り出し、あじにAを絡める。

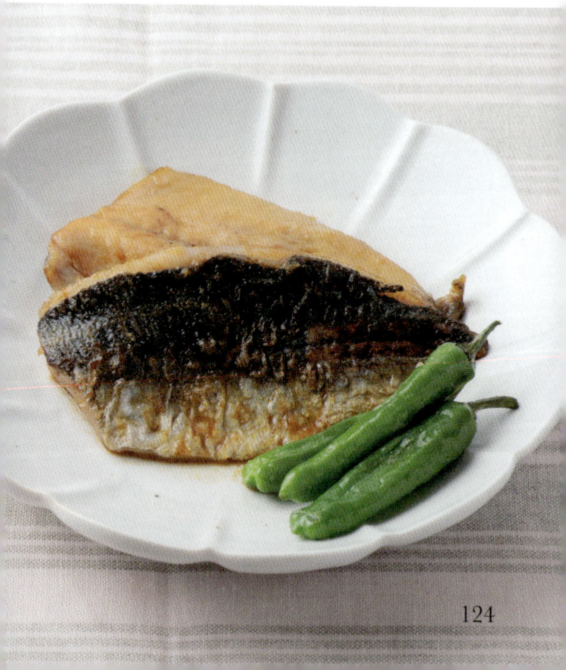

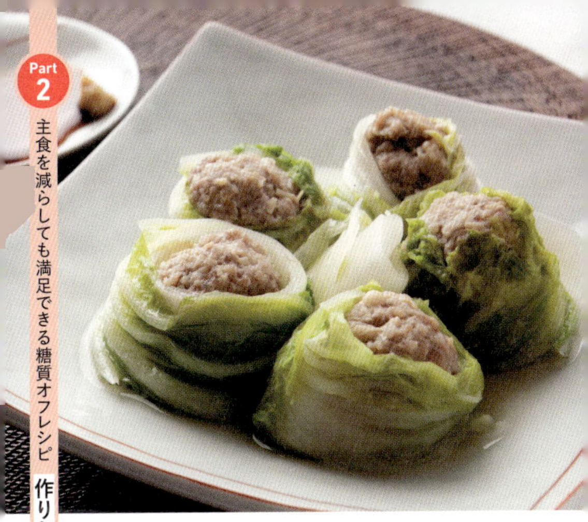

白菜の皮で糖質オフ

皮なしシュウマイ

糖質4.3g

エネルギー225kcal

材料（2人分）

白菜……2枚
えのきだけ……1/2パック
しょうが……1/2かけ
豚ひき肉……150g
しょうゆ……小さじ1
酒……小さじ1
ごま油……小さじ1
塩……小さじ1/6
からしじょうゆ……適宜

作り方

1 白菜はさっとゆでて厚みをととのえ、12本の細切りにする。残りはざく切りにする。えのきだけは3～4㎜のみじん切りにし、しょうがはすりおろす。

2 豚ひき肉、えのきだけ、しょうが、しょうゆ、酒、ごま油、塩を合わせてよく混ぜ、12等分して丸める。

3 耐熱皿にざく切りの白菜を敷き、2に白菜をまいて置く。ふんわりとラップをして電子レンジで7～8分加熱する。

4 器に盛りつけ、からしじょうゆを添える。

油揚げのコクと肉のジューシーさで満足感アップ

油揚げの肉詰め

糖質**0.6g**　エネルギー**221kcal**

材料（2人分）

油揚げ …… 2枚
長ねぎ …… 1/4本
鶏ひき肉 …… 100g
しょうが汁 …… 小さじ1
塩 …… 小さじ1/5
しょうゆ …… 少々

作り方

1 油揚げは半分に切って袋状にする。ねぎは中側をみじん切りに、外側を白髪ねぎにする。

2 鶏ひき肉、ねぎのみじん切り、しょうが汁、塩を合わせて混ぜ、油揚げに詰める。

3 フライパンで両面焼き、肉に火が通ったら、油揚げの表面にしょうゆを塗り、白髪ねぎをのせる。

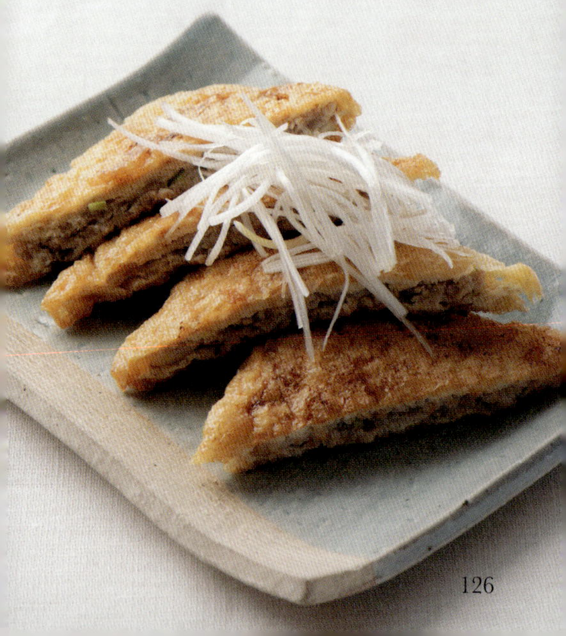

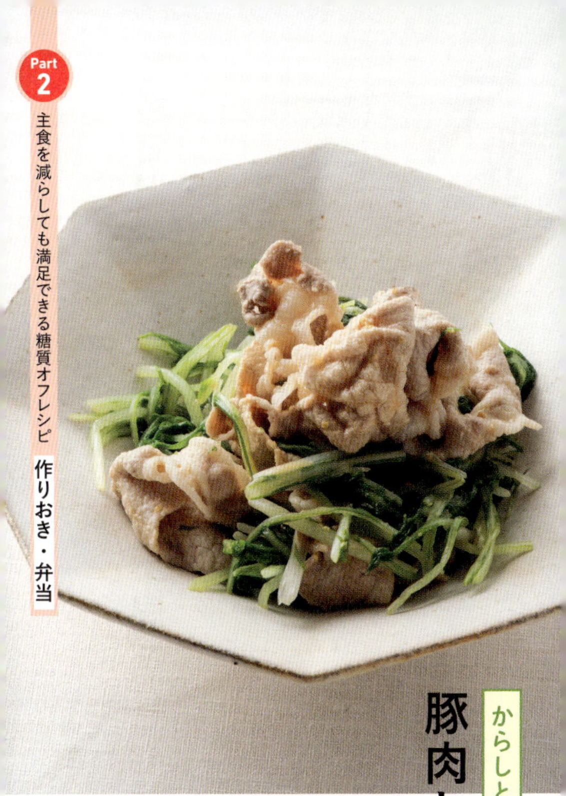

からしとポン酢しょうゆでさっぱりと

豚肉と水菜のからしあえ

糖質3.2g　エネルギー224kcal

材料（2人分）

水菜……2株
豚しゃぶしゃぶ用肉……150g
A【ねりがらし小さじ1、
　ポン酢しょうゆ大さじ1】

作り方

1 水菜はさっとゆでてざく切りにする。豚しゃぶしゃぶ用肉をゆでてざるに上げる。

2 1とAをあえる。

あさりのうまみがたっぷり

あさりとアスパラの中華風蒸し

糖質3.4g　エネルギー52kcal

材料（2人分）

あさり …… 200g
アスパラガス …… 1束
ごま油 …… 小さじ1
A【しょうゆ小さじ1/4、
オイスターソース小さじ1/2、
紹興酒1/4カップ】

作り方

1 あさりは砂抜きをし、アスパラガスは斜め切りにする。

2 フライパンにごま油を熱し、あさり、アスパラを加えて炒める。Aを加えてふたをし、蒸し煮にする。

3 あさりの口が開いたらふたを取り、アルコールを飛ばし、器に盛りつける。

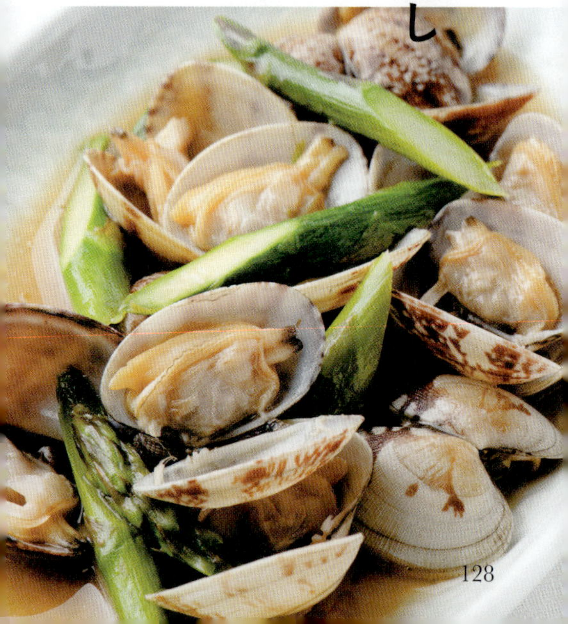

前川医師コラム

糖質オフを続けるには 作りおきを活用して

本書の「糖質オフレシピ」では、1日の糖質量を120g以下にする、とお話ししています。夜は「ごはんNG」ですが、朝や昼であれば調整してとることができます。朝は血糖値が上がりやすくなっていますので、効率よくやせるためには、できれば昼食にとるようにしましょう。献立レシピには、おかずとごはん100gを食べた場合の糖質量を掲載していますので、トータルの糖質量に気をつけて調整してください。

また、おかず2品では満足できない、もう少し食べたいんだけれど……というときは、作りおきから1品プラスしてはいかがでしょうか。全体の糖質量を考えながら、副菜を追加して栄養バランスを整えます。特にワンプレートメニューのときは、副菜をプラスするのがおすすめです。

忙しいと、どうしても炊くだけで食べられる「白いごはん」に頼りがちになります。仕事から帰って夜から2品つくるのはたいへん、という方もいらっしゃるかもしれません。それで「糖質オフ」が続けられないというのはもったいない。時間があるときに「作りおき」をしておき、それを副菜として1品出すことができれば、少し気が楽になりますよ。

低糖質でヘルシーな高野豆腐がデザートに大変身!

高野豆腐のフレンチトースト

糖質7.4g　エネルギー221kcal

材料（2人分）

高野豆腐……2枚
A【卵1個、牛乳1/2カップ、
砂糖大さじ1、シナモン少々】
バター……大さじ1

作り方

1 高野豆腐は水で戻して水けをよく絞り、食べやすい大きさに切る。

2 高野豆腐をAに漬け、吸わせる。

3 フライパンにバターを熱し、2の両面をソテーする。

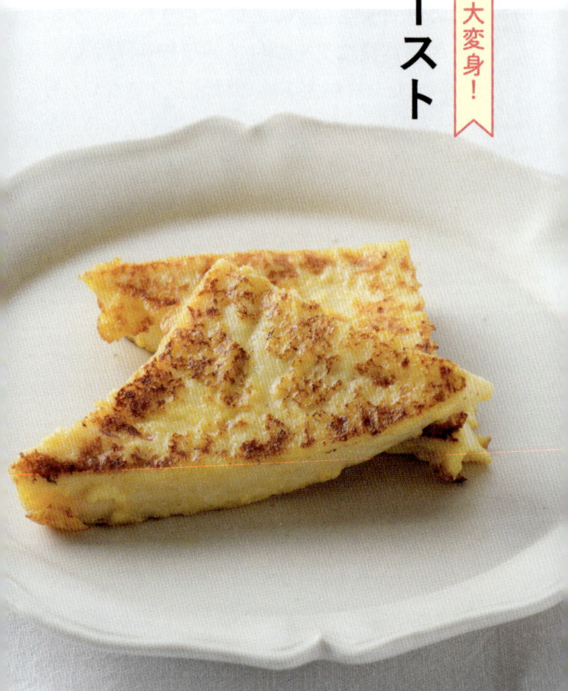

キウイとヨーグルトでさっぱり！ 低糖質アイス

キウイヨーグルトジェラート

糖質9.5g　エネルギー50kcal

材料（2人分）

キウイ …… 3個
ヨーグルト …… 1カップ
はちみつ …… 大さじ2
砂糖 …… 大さじ1

作り方

1 キウイは一口大に切る。

2 すべての材料をミキサーに入れて混ぜる。ジップつきの袋に入れて、平らにし、冷凍庫で冷やす。

3 1〜2時間ごとに揉み、空気を含ませる。

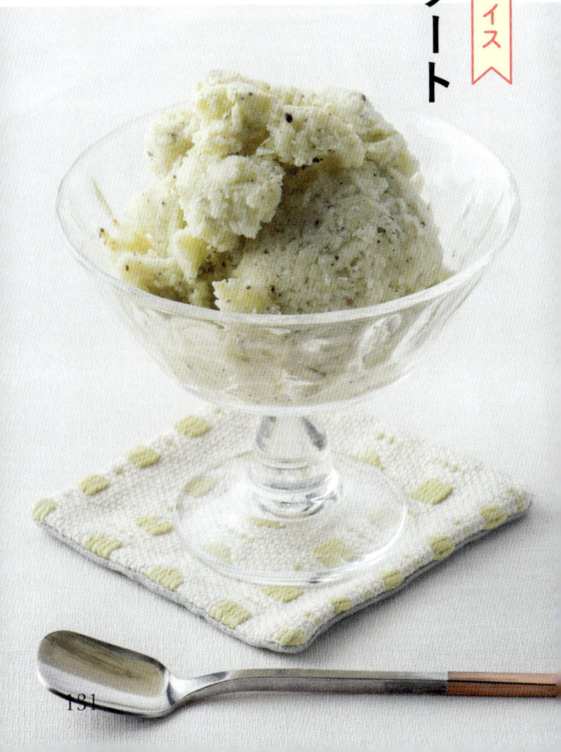

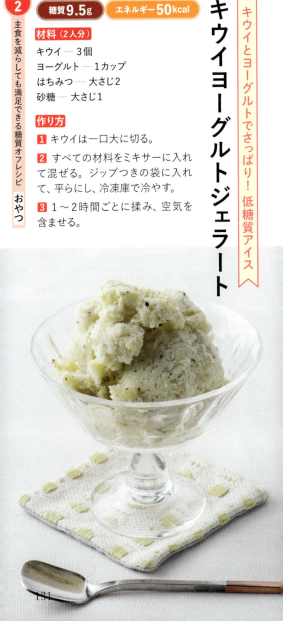

グレープフルーツゼリー

グレープフルーツの皮をお皿に！ 見た目も美しいデザート

糖質7.6g　エネルギー32kcal

材料（2人分）

グレープフルーツ
……2個（ルビー、ホワイト各1個）
はちみつ……大さじ2
ゼラチン……小1袋（5g）
※表示の通りに戻す

作り方

1 グレープフルーツは横半分に切って、ひとつは果肉を取り一口大に切る。もうひとつは搾る。

2 グレープフルーツの果肉と搾り汁にはちみつを合わせ、よく混ぜる。ゼラチンを加えて皮に流し入れ、冷蔵庫で冷やし固める。食べるときに切り分ける。

※容器として使うグレープフルーツは1個。

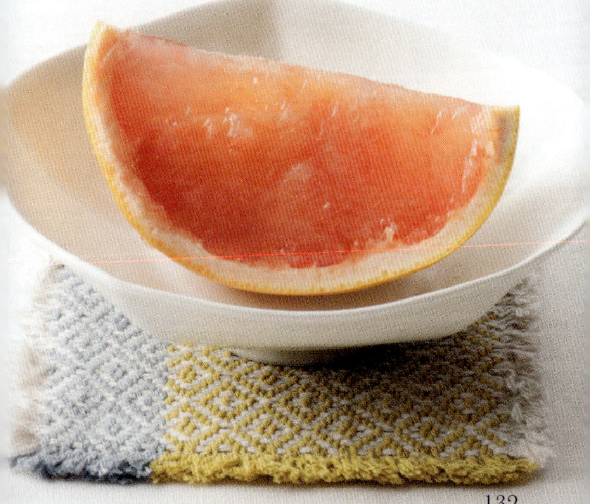

ゆずりんご

ゆずの風味がりんごのおいしさを引き立てる

糖質8.7g　エネルギー37kcal

材料（4人分）

ゆず …… 1個
りんご …… 1個

作り方

1 ゆずは果汁を搾り、皮を薄くそいでせん切りにする。りんごは一口大に切る。

2 りんごとゆずを合わせて、20分以上置く。

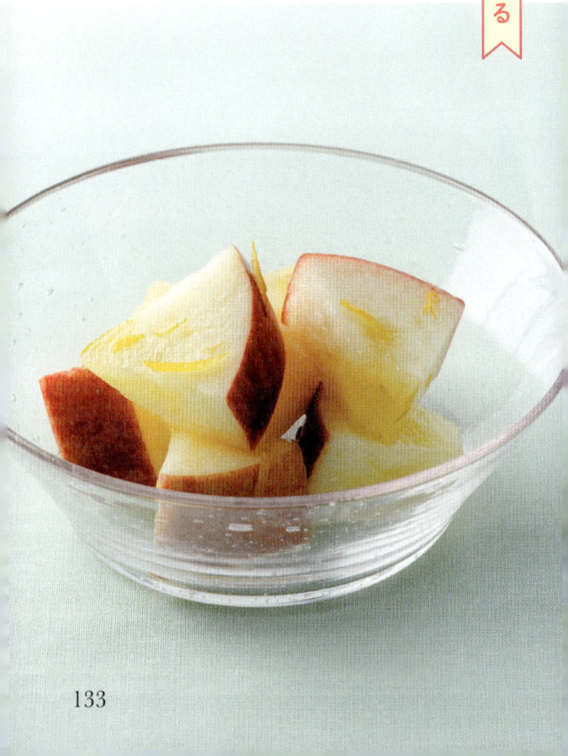

黒豆きな粉

黒豆ときな粉なら小腹がすいたときのお供に

糖質11.7g　エネルギー87kcal

材料（2人分）

黒豆の甘煮……60g
きな粉……大さじ1

作り方

1 黒豆にきな粉をまぶす。

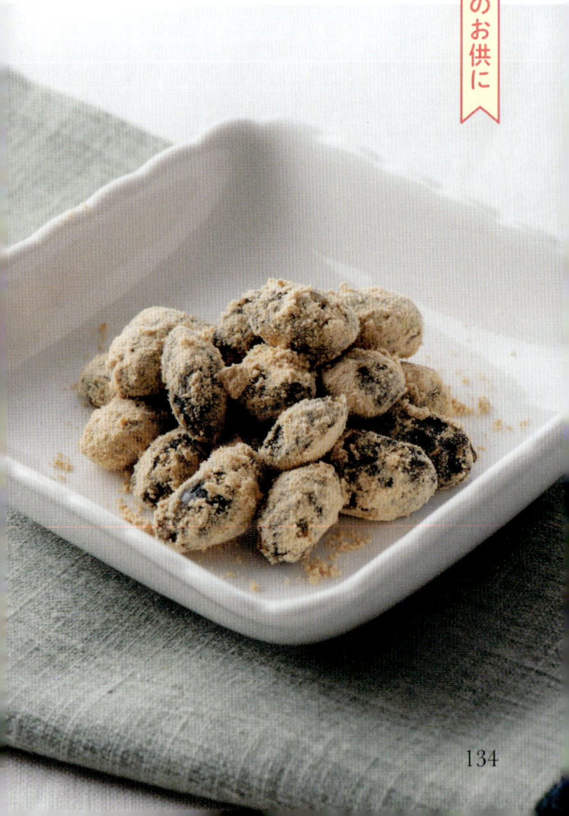

Part 3

放っておくと実は危険！

内臓脂肪を落とすポイント

あなたは大丈夫?

「内臓脂肪型肥満」にご用心!

内臓脂肪型と皮下脂肪型 あなたはどのタイプ?

近年、がんや生活習慣病の元凶として注目が集まっているのが内臓脂肪です。ここで簡単に「脂肪」についておさらいしておきましょう。

13ページで説明したとおり、三大栄養素と呼ばれる糖質、脂質、たんぱく質は、まず、体を動かすエネルギーとして使われます。

使われなかった分は肝臓に送られ中性脂肪となります。中性脂肪もまた内臓や筋肉を動かすためのエネルギー源となりますが、ここでも**使い切れなかった脂肪は、体脂肪として体に貯蔵されます。**

体脂肪には「**内臓脂肪**」と「**皮下脂肪**」の2種類があり、それぞれ、体のつく場所に違いがあります。

内臓脂肪は、内臓のまわりにつきます。下半身よりも**ウエストまわりが大きくなる**ため、内臓脂肪型の肥満は、「**リンゴ型肥満**」とも呼ばれます。

一方、皮下脂肪は、皮膚のすぐ下あたりにたまるのが特徴です。皮下脂肪が増えると**下腹部や腰のまわり、太ももなど下半身の肉づき**がよくなることから、皮下脂肪型の肥満は「**洋ナシ型肥満**」とも呼ばれます。

あなたはどちらのタイプでしょうか? まずは体型から、チェックしてみるとよいでしょう。

日本人の中高年男性は内臓脂肪がつきやすい

二つの肥満のうち、より問題なのは内臓脂肪型の肥満です。皮下脂肪は体に対してそれほど悪さをしません。しかし、内臓脂肪は万病のもと。詳しくは次ページで説明しますが、認知症、高血圧、動脈硬化、糖尿病、がんに加えて、加齢臭、腰痛などのリスクもあります。**「メタボリックシンドローム」**も、日本語訳では**「内臓脂肪症候群」**。健康診断でメタボリックシンドロームと診断された人、BMIが25以上の人、腹囲が男性85㎝以上、女性90㎝以上の人、おなかがぽっこり出ている人は、典型的な内臓脂肪型肥満といえます。

メタボと診断されていない人も、特に日本人の中高年男性は注意が必要です。内臓脂肪は、欧米人よりも日本人のほうが、女性よりも男性のほうがつきやすく、さらに年を重ねるほどつきやすくなるからです。

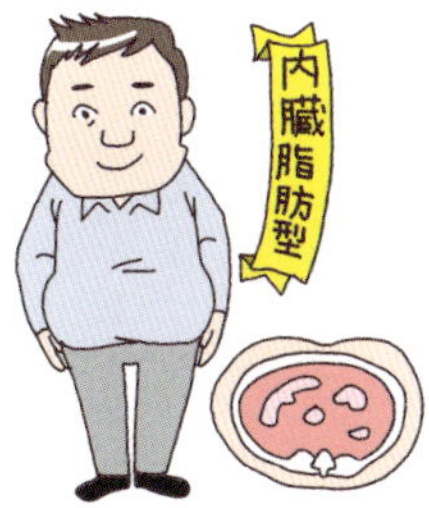

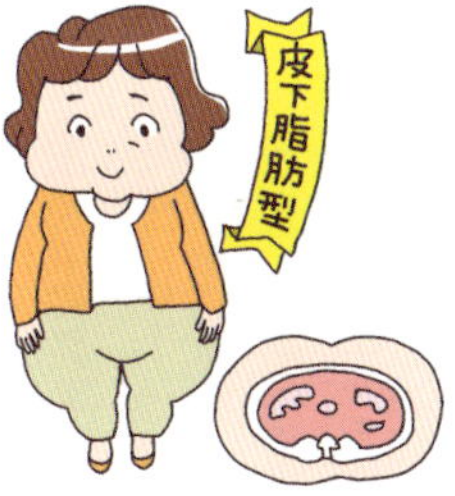

内臓脂肪の蓄積は血管に悪影響をおよぼす

メタボリックシンドロームとよく似た病気に**「肥満症」**があります。

肥満症とは、BMIが25以上で、耐《たい》糖能障害《とうのうしょうがい》（2型糖尿病、耐糖能異常を含む）、脂質異常症、高血圧、痛風（高尿酸血症）、心筋梗塞・狭心症、脳梗塞《のうこうそく》、脂肪肝、月経異常、肥満関連腎臓病、運動器疾患（変形性関節症、変型性脊椎症）、睡眠時無呼吸症候群（SAS）の健康障害が一つ以上引き起こされた状態のことです。また、前述の健康障害がなくても、内臓脂肪の量によっては肥満症と診断されます。

簡単にいえば、肥満とは「ただ太っている」だけですが、「肥満症」は「肥満という病気にかかっている」状態。医学的な減量治療が必要です。

どちらも、肥満、特に内臓脂肪の蓄積によって起こります。

内臓脂肪が必要以上に増えると、**糖尿病、高血圧、脂質異常症**などになり、血液はドロドロに、血管は傷ついてもろくなります。体中に栄養分を送り届ける血液と、その通り道である血管に問題が発生するとさまざまな病気へとつながります。

特に注意したいのが**糖尿病**です。糖尿病はさまざまな合併症をもたらします。失明や腎不全など、深刻な事態を引き起こすことも……。内臓脂肪型肥満と糖尿病は、表裏一体の関係といえるでしょう。

見た目が悪いだけじゃない がん、認知症のリスクも！

内臓脂肪の蓄積により血液がドロドロになったり血管がボロボロになったりすると、**動脈硬化**のリスクも高まります。また、血栓ができて**心筋梗塞や脳梗塞の要因**となることもあります。さらに近年の研究では、内臓脂肪の蓄積は、がんや認知症のリスクを高めることが明らかになりました。

下の図は、内臓脂肪型肥満からメタボリックシンドロームが進行することで、さまざまな生活習慣病がドミノ倒しのように襲ってくる様子を表しています（**メタボリックドミノ**）。肥満症でも同じような現象が起こります。「内臓脂肪がつくと、おなかまわりがぽっこりして見た目が悪いから嫌だなあ」くらいに思っている人も多いかもしれませんが、内臓脂肪の蓄積はあらゆる病気の発症リスクを高めるのです。

メタボリックドミノ

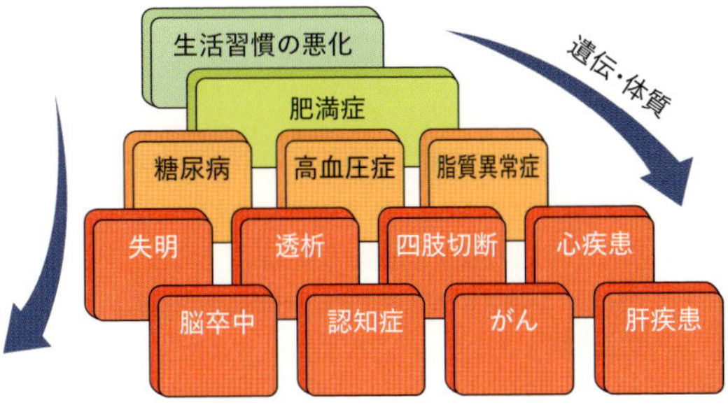

もしかして
私も……!?

「隠れ肥満」「やせメタボ」に注意

BMI25未満でも安心するのはまだ早い

「BMIの数値は25未満だし、やせ気味だから、糖質オフは自分には関係ない」と思う方も多いかもしれません。しかし、やせ気味でも内臓脂肪過多になる場合があるのです。

それは、筋肉量が少なく、相対的に内臓脂肪の量が多くなっている場合。体重やBMI、腹囲の数字は問題なく、見た目も太っていないにもかかわらず、**実は内臓脂肪をたっぷりたくわえている「隠れ肥満」**の人も多いとされています。

隠れ肥満かどうかは、体脂肪率が一つの目安となります。**「BMI25以下で体脂肪率が男性で20%以上、女性で30%以上」**の人は、隠れ肥満の可能性を考えた方がいいでしょう。

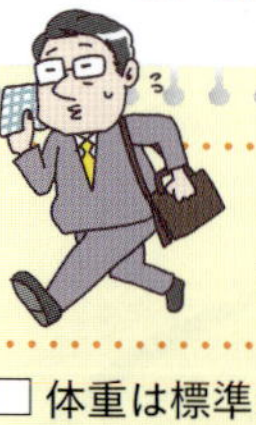

こんな人が隠れ肥満の可能性が！

- □ 体重は標準か少ないくらい
- □ 見た目はやせて見えるが、おなかまわりが男性は85cm以上、女性は90cm以上
- □ 腹部CTで内臓脂肪値が100㎠以上
- □ BMIが25以下で体脂肪率が男性20%以上、女性30%以上

「隠れ肥満」にはリスクがいっぱい！

隠れ肥満は、体重やＢＭＩ、見た目ではわからない、やっかいな状態です。肥満症やメタボリックシンドロームと同等の健康リスクを抱えているにもかかわらず、本人の自覚がないため生活習慣が改善されにくく、また、健康診断などでも発見されにくいからです。

さらに、筋肉量が減っているため、代謝が低下して、脂肪の蓄積が起こりやすいという悪循環に陥りがちです。高齢者の場合は**「サルコペニア」**や**「フレイル」**のリスクも高まります。

サルコペニアは「筋肉量が減少し、筋力や身体機能が低下している状態」、フレイルは「加齢にともない体の予備能力が低下し、健康障害を起こしやすくなった状態」のこと。どちらも寝たきりや認知症を招く恐れがあります。

隠れ肥満は、もともと筋肉量が少ない女性や高齢者に起こりやすいといえますが、運動不足やカロリー制限だけに頼った過度なダイエットも、筋肉量が減ってしまうため高リスクに。

加えて、腹囲は問題ないけれど**高血糖・高血圧・脂質代謝異常症のうち２つ以上の症状を抱える「やせメタボ」**も増えています。心配な方は、近隣の病院の人間ドックなどで内臓脂肪測定のＣＴを受けましょう。隠れ肥満もやせメタボも、糖質オフで内臓脂肪を落とすことが大切です。

どうしたらいい？

内臓脂肪対策には糖質オフが効果的！

内臓脂肪を落とす一番のコツは糖質オフ

ここまで、内臓脂肪がもたらす怖さについてお話ししてきました。「健康のために内臓脂肪を減らそう」と決意した方も多いのではないでしょうか。

内臓脂肪を減らす一番確実な方法は**糖質オフ**です。

糖質、たんぱく質、脂質の三大栄養素のうち、血糖値を上げるのは糖質だけ。血糖値が上がると、血糖値を下げるためにインスリンが分泌され、血液中の余った糖質は肝臓に送られて中性脂肪となります。そして、使い切れなかった中性脂肪は、やがて内臓脂肪または皮下脂肪として体に貯蔵されます。

つまり、**内臓脂肪のもととなる中性脂肪がつくられなければ、内臓脂肪がたまることはありません。**

では、中性脂肪がつくられないようにするためにはどうすればいいのでしょうか？　そう、**糖質をオフして血糖値が上がらないようにすればいいのです。**

ちなみに、内臓脂肪と皮下脂肪を比べると、「皮下脂肪よりも内臓脂肪のほうが先に落ちる」という特性があります。

その理由はまだ解明されていませんが、おそらく、内臓脂肪は皮下脂肪より健康被害のリスクが大きいため、体が内臓脂肪を優先して落とそうとするからではないかと考えられます。

糖質オフを続ける期間については、その人の状態にもよりますが、早い人であれば、糖質オフを始めて3日ほどで効果を感じることができるでしょう。

内臓脂肪が落ちれば皮下脂肪も減るので、体のラインは確実に変わります。

長野松代総合病院の

ダイエット入院ってどんなことをするの？

入院するのは？ 主に肥満症の患者さんを対象としていますが、「隠れ肥満」「やせメタボ」(➡P141)の患者さんもいらっしゃいます。

入院期間は？
7泊8日です。退院後も定期的に通院します。

入院中にすること
- 前川医師による講義
- 糖質制限食による食事療法
- 管理栄養士による栄養指導
- リハビリテーション部の理学療法士による運動指導
- 糖質制限理解度チェックテスト
- 前川医師をはじめとするスタッフとの昼食会 など

興味がある方は、病院に一度お問い合わせください。

どんな様子？ 1回の入院患者数は8名。前川医師は連日回診を行い、個人のニーズに合った糖質制限の指導を行っています。

効果は？ 入院患者さんの減量成功率は100%です！(入院時と退院時の測定体重に基づく。病院調べ)

肥満や糖尿病の治療は欧米では糖質制限が主流

私が勤務している長野松代総合病院のダイエット科では、主に肥満症の患者さんを対象にダイエット入院を実施しています。

ダイエット入院は、糖質制限食を中心とした教育入院です。「今度こそやせたい」という患者さんが、全国から集まります。

減量を目的とした食事療法は、**日本ではカロリー制限食が主流**となっています。欧米でも、肥満症や糖尿病の治療としては、かつてはカロリー制限食が推奨されてきました。

しかし、1990年代前半から糖質制限食が注目されはじめ、今やカロリー制限食に代わる食事療法として普及しつつあります。

ただ、日本ではそのような論文は少なく、特に、糖質オフが肥満に有効であることを示す論文は存在しませんでした。

糖質制限とカロリー制限実際に比べてみると……

そこで私は、カロリー制限食と糖質制限食とを比較検討することにしました。当時勤務していた、新潟労災病院消化器内科の肥満外来を受診した患者さん60人を次の3つのグループに分け、1年後の変化を調べたのです。

❶糖質制限入院群（1週間の糖質制限食の教育入院をしたグループ）

❷糖質制限外来群（入院せずに糖質制限食の指導を受けたグループ）

❸カロリー制限外来群（入院せずにカロリー制限食の指導を受けたグループ）

下記のグラフは、その結果をまとめたものです。図1は体重の変化、図2は腹囲の変化を示しています。すべてのグループで体重・腹囲が減っていますが、糖質制限をしたグループのほうが、変化が大きいことがわかるでしょう。

図1

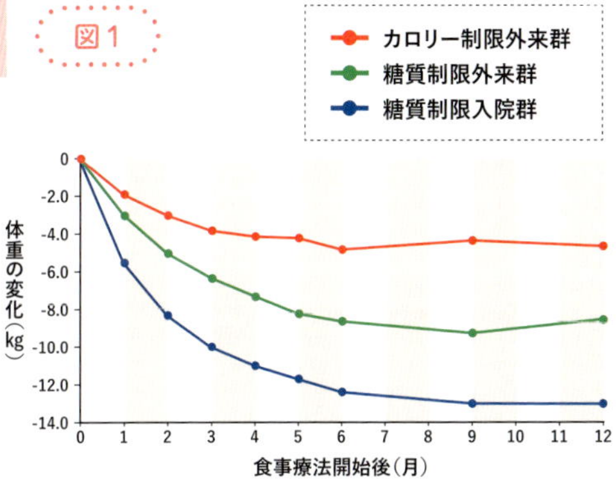

図2

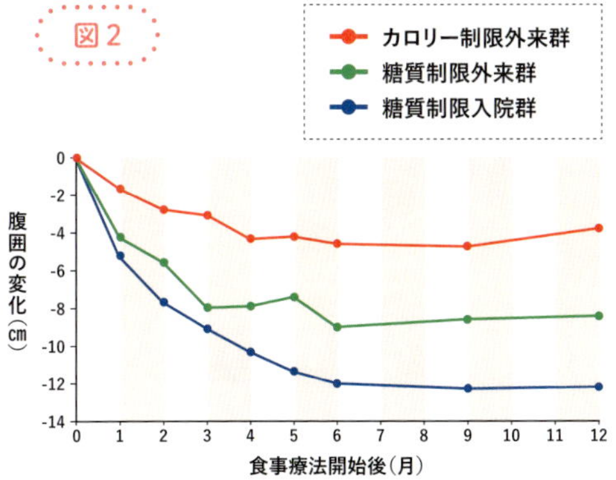

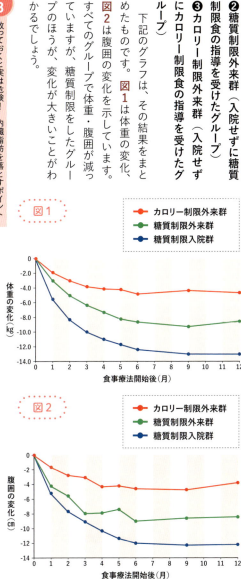

図3は内臓脂肪面積値の変化を表しています。糖質制限グループは、糖質制限前よりも内臓脂肪面積が大幅に減少していますが、カロリー制限群では大きな変化は認められませんでした。

図4のＨｂＡ１ｃは、過去１～２か月の平均の血糖値の目安です。糖質制限グループのほうがＨｂＡ１ｃの数値が顕著に下がっていることがわかります。ＨｂＡ１ｃが下がれば糖尿病のリスクが下がり、内臓脂肪**のもととなる中性脂肪もたまりにくくなります。**

図5に示すように、糖質制限グループでは短期間で中性脂肪が低下しています。

以上のグラフから、内臓脂肪と体重を落とすには、カロリー制限食よりも糖質制限食が有効であることがおわかりいただけたと思います。また、糖質を控えると血糖値スパイク（➡16ページ）も抑えられ、**空腹感や日中の眠気対策**にもなります。これが、私が肥満と内臓脂肪対策に糖質オフをおすすめする理由です。

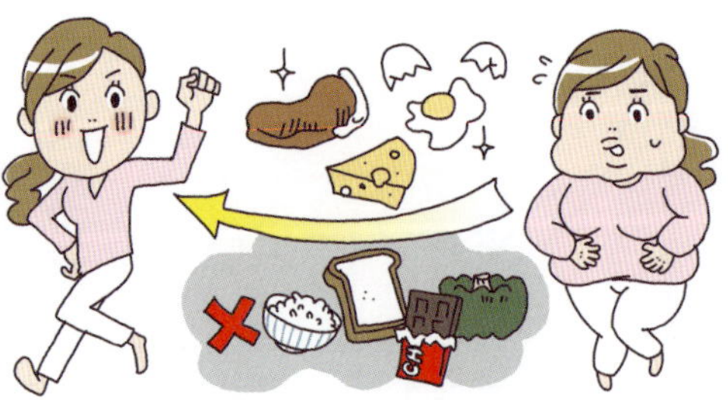

図3

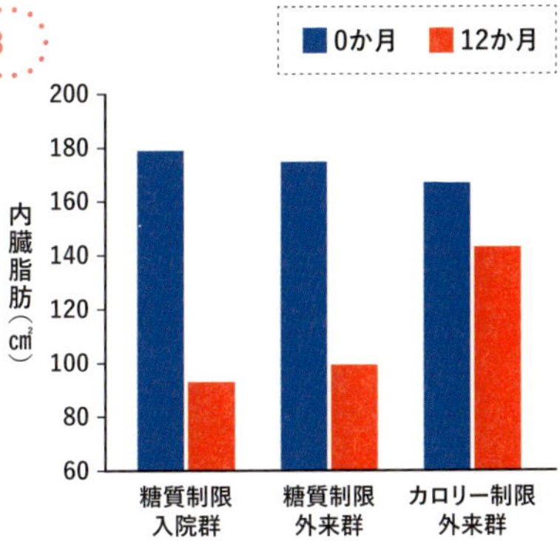
0か月
12か月
内臓脂肪（㎠）
200
180
160
140
120
100
80
60
糖質制限入院群
糖質制限外来群
カロリー制限外来群

図4

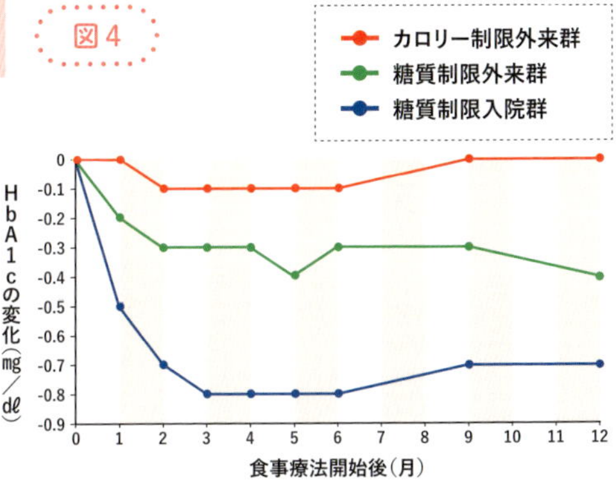
カロリー制限外来群
糖質制限外来群
糖質制限入院群
HbA1cの変化（mg／dℓ）
0
-0.1
-0.2
-0.3
-0.4
-0.5
-0.6
-0.7
-0.8
-0.9
0 1 2 3 4 5 6 7 8 9 10 11 12
食事療法開始後（月）

図5

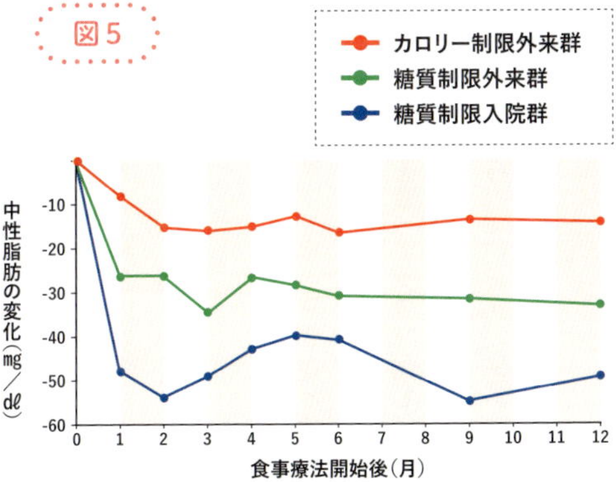
カロリー制限外来群
糖質制限外来群
糖質制限入院群
中性脂肪の変化（mg／dℓ）
-10
-20
-30
-40
-50
-60
0 1 2 3 4 5 6 7 8 9 10 11 12
食事療法開始後（月）

糖質制限成功の秘訣！

行動療法を組み合わせよう

早食い、食べすぎ……「太りぐせ」を見直そう

内臓脂肪を落として減量するには、食事療法と**行動療法を組み合わせる**ことが大切です。

行動療法とは、早食いや間食のとりすぎなど、内臓脂肪を増やす原因となった**生活習慣を改める**こと。次の3つのステップに分かれます。

《ステップ1》太る原因となった問題行動に気づき、食べることに関する「ズレ」および「クセ」に気づく

《ステップ2》ステップ1の問題行動を修正する

《ステップ3》ステップ2を続けて、問題点を克服する

ステップ1と2で重要となるのが記録です。長野松代総合病院のダイエット入院では、行動療法の一環として、患者さんには**最も太っていたころの食生活を思い出して記録**してもらっています。どれだけ糖質をとっていたか、食べていたかを本人に気づいてもらうのが狙いです。

「糖質オフをしてもやせない」人の多くは、早食いや食べすぎなどの問題行動をしている場合がほとんど。**朝晩の体重を量ってグラフ化**して増減を確認し、**ひと口30回噛めたかも記録**してもらっています。食事療法と行動療法の両方を実践することがダイエット成功の秘訣《ひけつ》です。

前川式 行動療法実践術

1 体重計に乗る

毎日体重を量っていますか？　ダイエット入院する患者さんに聞くと、ほとんどの人がいいえと答えます。体重を知りたくないという気持ちはわからなくはありませんが、現実を知ることがダイエットの第一歩。1日2回、朝晩決まったタイミングで量り、グラフ化する習慣をつけましょう。記録していくうちに、何をどんな風に食べると太るのかがわかってきます。

2 咀嚼した回数を記録する

25ページで紹介したように、早食いは肥満のもと。ひと口につき30回噛むようにしましょう。体重を記録している用紙に「きちんと咀《そ》嚼《しゃく》できたかどうか」を記す欄を設けて、毎食後に「○」、「×」をつけます。慣れないうちは、30回噛むとあごが疲れるかもしれません。でもそれは、これまでしっかり咀嚼してこなかった証拠です。

3 できたら血糖値も測ろう

ダイエット入院する患者さんには、毎食後、血糖値を測定して記録してもらっています。「ごはんを食べるとこんなに血糖値が上がるんだ！」など、糖質オフの効果を実感でき、ダイエットのモチベーション維持に役立ちます。血糖値測定器はインターネット通販などで入手できるので、試してみましょう。

4 「なんとなく」食べない

つい「なんとなく」食べてしまうスイーツやスナック菓子には、糖質がたっぷり含まれています。お菓子を食べるときは、自分自身に「肥満や糖尿病になって寿命を縮めてまでも本当に食べたいのか？」を問いただしましょう。

5 目標をしっかり持つ

単に「やせたい」という漠然とした目標ではなく、「体重を5kg落とす」など、客観的な指標で具体的な目標を立てることが大切です。また、例えば「1か月で2kg減量する」という短期目標と、「最終的には70kgを目指す」という長期目標を両方持つのもポイント。両方の目標を意識することで挫折やリバウンドをしにくくなります。

6 仲間をつくる

仲間をつくることも、ポイントの一つ。ダイエット入院の患者さんも、「入院仲間がいたから頑張れた」と話します。退院後もSNSなどを通じて連絡をとり合っているようです。孤独を感じたり、誘惑に負けそうになるときに支え合える仲間をぜひつくってください。家族や職場、友人などの理解を得ることも大切です。

食べすぎに注意！

糖質オフダイエットで気をつけたい食品とは？

NG

これらは糖質量が多いので、
1日の糖質量をコントロールするのが
難しくなります。糖質オフをするなら
とらないようにしましょう。

菓子パン
（メロンパン・90g）
糖質量52.4g

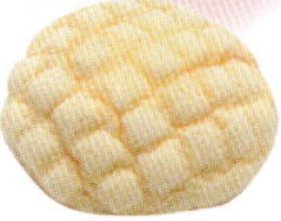

揚げせんべい
（1枚・6g）
糖質量4.2g

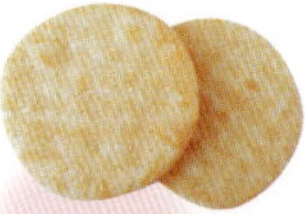

さつまいも
（1本・正味180g）
糖質量54.5g

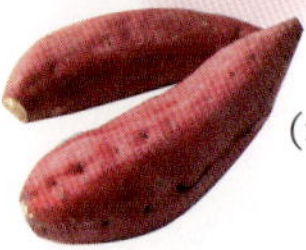

甘い飲み物
（オレンジジュース・180㎖）
糖質20.2g

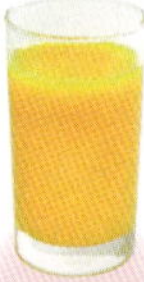

バナナ
（1本・正味120g）
糖質量25.7g

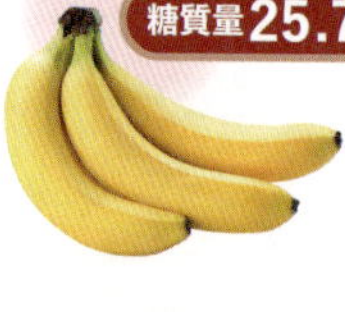

あめ玉
（1個・10g）
糖質量9.8g

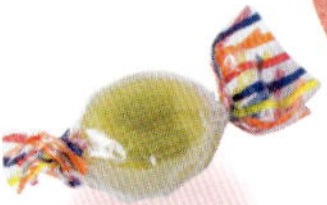

きつねうどん
糖質量62.8g

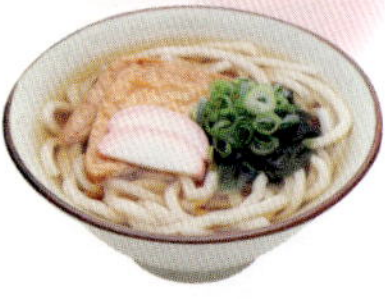

スナック菓子
（1/4袋・15g）
糖質量7.6g

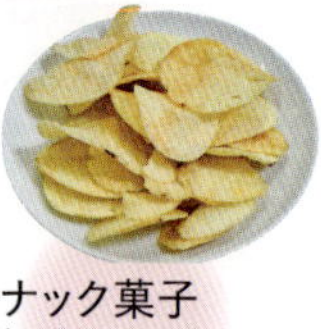

控えたい……

糖質オフ中はできれば控えたいものですが、
量や回数を調整すればとることができます。
食べすぎないように注意しましょう。

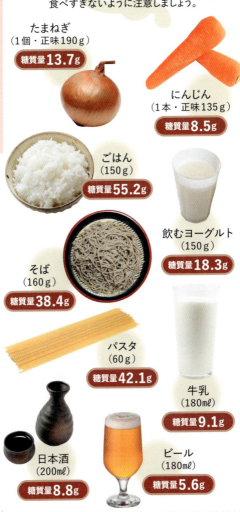

たまねぎ
（1個・正味190g）
糖質量13.7g

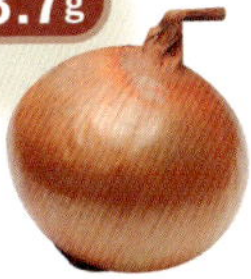

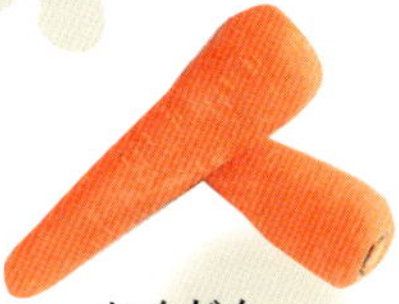

にんじん
（1本・正味135g）
糖質量8.5g

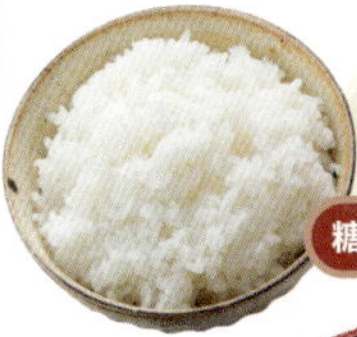

ごはん
（150g）
糖質量55.2g

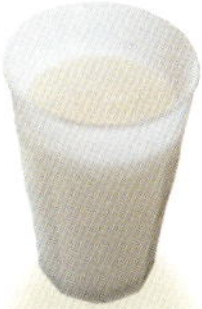

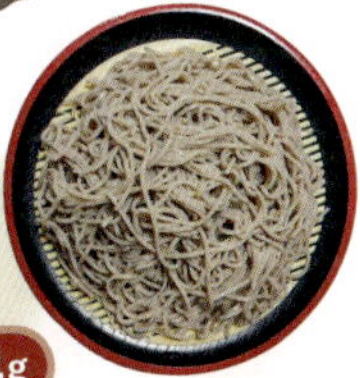

飲むヨーグルト
（150g）
糖質量18.3g

そば
（160g）
糖質量38.4g

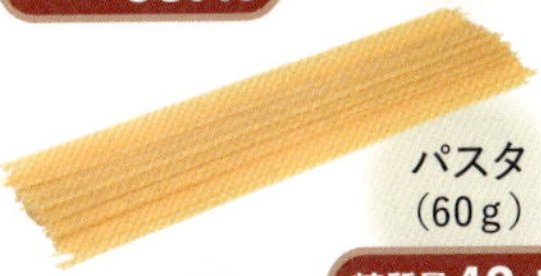

パスタ
（60g）
糖質量42.1g

牛乳
（180mℓ）
糖質量9.1g

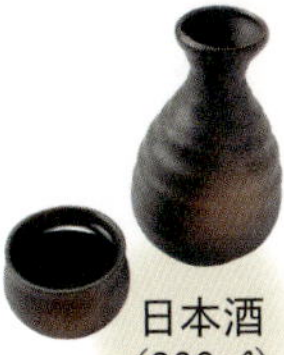

日本酒
（200mℓ）
糖質量8.8g

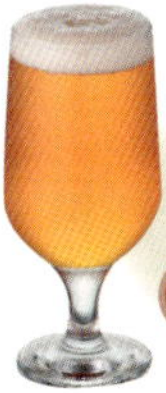

ビール
（180mℓ）
糖質量5.6g

OK

これらは糖質量の少ない食材ですから、
上手に組み合わせて使っていきましょう。

肉類

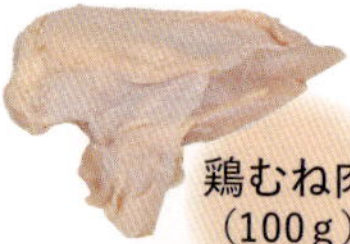

鶏むね肉
（100g）
糖質量0.1g

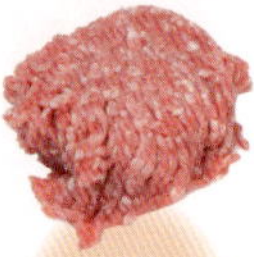

豚ひき肉
（50g）
糖質量0.1g

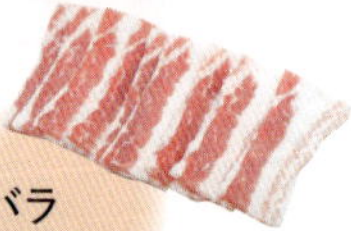

豚バラ
（100g）
糖質量0.1g

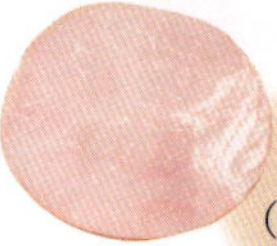

ハム
（2枚・20g）
糖質量0.3g

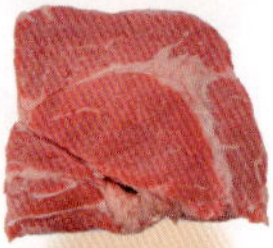

牛肩ロース
（25g）
糖質量0.1g

卵・大豆

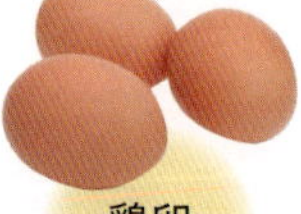

鶏卵
（Mサイズ・正味50g）
糖質量0.2g

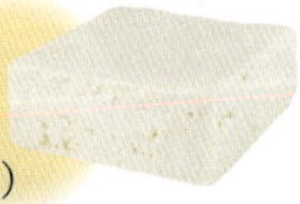

木綿豆腐
（1丁・300g）
糖質量3.3g

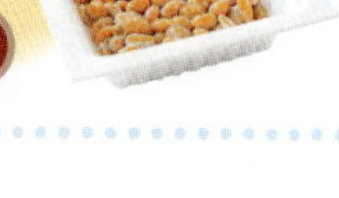

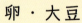

納豆
（50g）
糖質量2.7g

野菜

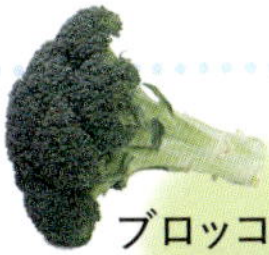

ブロッコリー
（正味100g）
糖質量0.8g

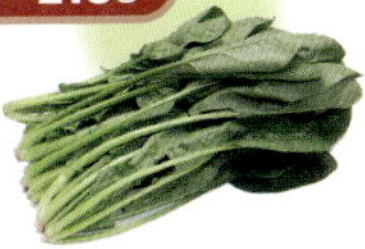

ほうれん草
（1/2束・正味100g）
糖質量1.3g

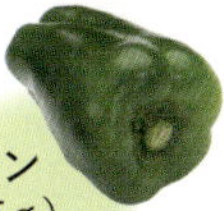

ピーマン
（正味25g）
糖質量0.7g

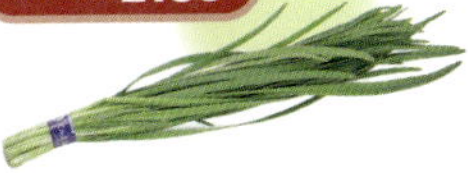

にら
（1束・正味100g）
糖質量1.3g

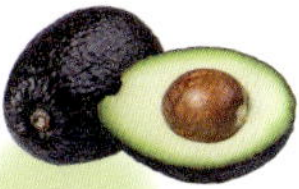

アボカド
（正味140g）
糖質量1.3g

魚貝類

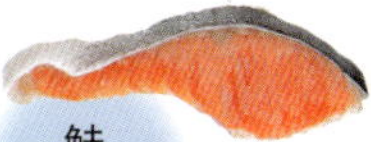

鮭
（正味100g）
糖質量0.1g

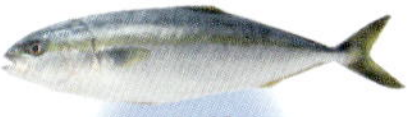

ぶり
（正味100g）
糖質量0.3g

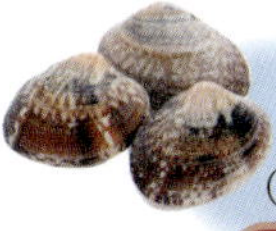

あさり
（正味100g）
糖質量0.4g

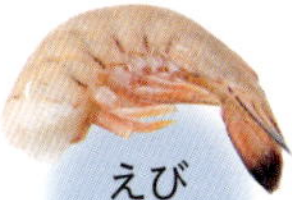

えび
（正味100g）
糖質量0.7g

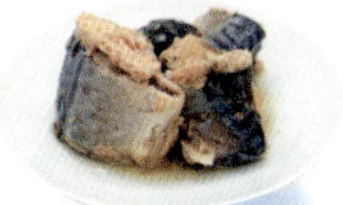

さば水煮缶
（190g）
糖質量0.4g

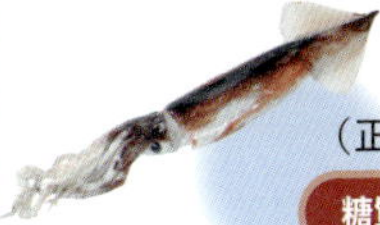

イカ
（正味140g）
糖質量0.1g

コンビニエンスストア

POINT 低糖質メニューを活用

低糖質メニューがいっぱいあるので積極的に利用して。サラダチキンやサバ缶などのたんぱく質のおかずをメインに、野菜サラダや野菜の煮物を添えます。おでんもおすすめ。おにぎりは1個までならOK。

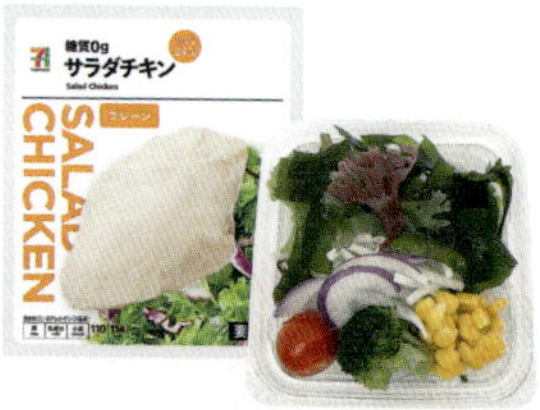

OK メニュー

- サラダチキン
- サラダ
- ローストチキン
- おでん
- しょうが焼き
- みそ汁
- サバ缶
- 低糖質パン
- 焼き魚
- ゆで卵
- こんにゃく麺のパスタ

NG メニュー

- カップ麺
- 丼もの
- 菓子パン
- デザート
- フルーツサンド
- おでんの練りもの

居酒屋

POINT 1 お刺身と焼き鳥（塩）がおすすめ

居酒屋メニューの定番、お刺身と焼き鳥（塩）は低糖質で高たんぱく。良質な脂もとれるのでおすすめです。あわせて野菜サラダも注文しましょう。

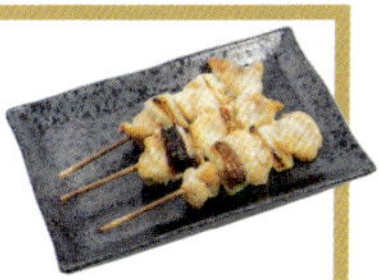

OK メニュー

- 枝豆
- チーズ
- 刺身
- だし巻き卵
- サラダ
- 冷奴
- 肉料理
- 焼き鳥（塩）
- 魚料理
- 鍋（うす味）

NG メニュー

- 締めのごはん、麺類
- パン粉を使った揚げもの
- フライドポテト
- お好み焼き
- ポテトサラダ
- デザート
- 餃子

POINT 2 お酒は蒸留酒にする

アルコールは、焼酎やウイスキーなどの蒸留酒を。ビール、日本酒、カクテルは糖質が多いので控えるのが正解。

OK メニュー

- ウイスキー
- ウオッカ
- ハイボール
- ジン
- 辛口ワイン
- 焼酎

NG メニュー

- ビール
- 日本酒
- 梅酒
- 紹興酒
- カクテル

ファミレス

POINT 1 定食ではなく単品注文を

定食など、ごはんがセットになっているメニューを「ごはんなしで」と頼むのは気が引けるもの。単品おかずを組み合わせてオーダーしましょう。

例1）チキンソテーまたはステーキ＋野菜サラダ

例2）肉野菜炒めまたは レバニラ＋わかめスープ

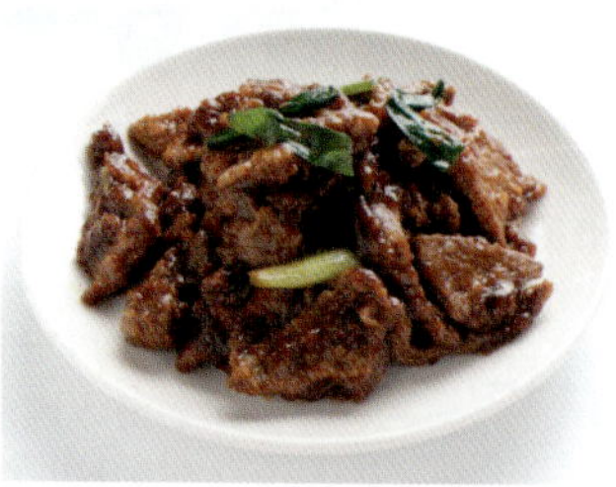

POINT 2 メニューは素材や調味料を含めて吟味

高糖質のフライドポテトやポテトサラダ、味つけに砂糖を使っている酢豚やホイコーロー、カレーや麺類などのワンプレートメニューは、糖質が多く含まれているので避けます。

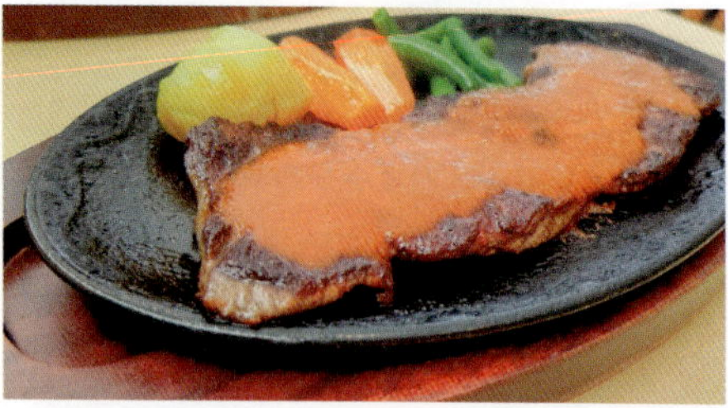

お弁当

POINT 1 単品おかずを複数食べる

単品のおかずを複数買って食べるようにしましょう。幕の内弁当は品数が多いのでよいと思いがちですが、ごはんの量が多く、決してヘルシーではありません。

POINT 2 白米を残し、卵を追加

ごはんを食べる場合は、1／3～1／2だけ食べ、あとは残す勇気を。おなかが空きそうなら、ごはんを残す分、ゆで卵や野菜サラダ、みそ汁を追加してもいいでしょう。

POINT 3 炭水化物オンリー弁当は避ける

丼もの、チャーハン、パスタ、麺類のみのお弁当は糖質たっぷりなのでNGです。もしあれば「糖質オフ」「低糖質」「ロカボ」の表記があるものを選ぶとベスト。たれやドレッシングなど、味つけが濃いものは避けましょう。

糖質オフQ&A

前川智先生が答える！

Q.1 体重がなかなか減りません。どう乗り越えたらいいでしょうか？

A 体重が減らない停滞期は誰もが経験するもの。「こんなに頑張っているのに……」と嫌気がさして、糖質オフをやめてしまう人も少なくありません。けれど、糖質オフダイエットは、体重が微増したり停滞したりする時期があっても、最終的には必ず減っていきます。途中で投げ出さず、糖質オフを続けましょう。

1人で乗り切れそうにないときは、SNSを活用したり、友人や家族に相談したりするのも手です。一緒に頑張る仲間や応援してくれる人の存在は、ダイエットを続ける強い動機になります。また、毎日の体重記録や食事内容を見直してみると、体重が落ちない原因に気づけるかもしれません。

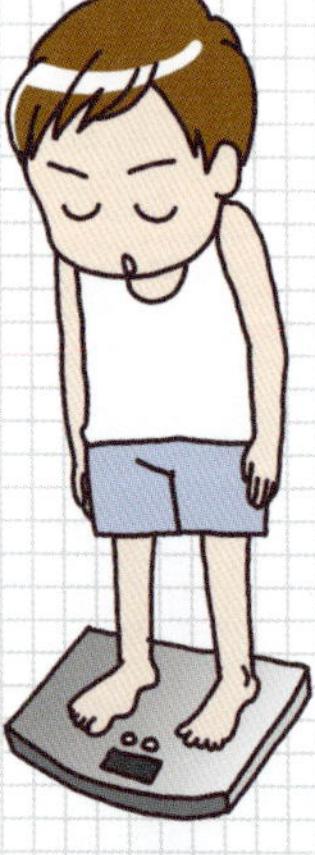

Q.2 糖質さえ控えれば、揚げ物もお酒も本当に制限なくとってもいいの？

A 何ごとも限度というものがあります。糖質を控えても、揚げ物やお酒を際限なく飲食して摂取カロリーが消費カロリーを上回れば、当然、太ります。また、必要以上に脂質やたんぱく質をとると、体に悪影響をおよぼす可能性も。食事は「腹八分目」を心がけ、暴飲暴食はしないようにしましょう。

Q.3 目標体重になったら、糖質オフはやめてもいいでしょうか？

A 目標の体重になったからといって、糖質たっぷりの食事に戻せば、体重も確実に戻ります。せっかくの努力が台なしにならないよう、糖質量のコントロールは続けていきましょう。毎日体重の増減をチェックするのも忘れずに。体重が増えてきたなと思ったら、早めに糖質オフをして体重キープに努めましょう。

Q.4

糖質オフをすると、「健康に悪影響がある」「寿命が短くなる」という説を聞きました。本当ですか？

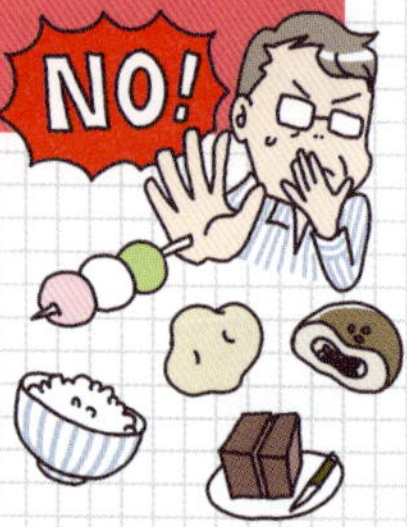

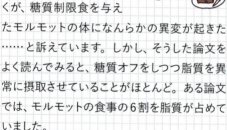

A 「糖質オフには健康リスクがある」と主張する論文は確かに存在します。その多くが、糖質制限食を与えたモルモットの体になんらかの異変が起きた……と訴えています。しかし、そうした論文をよく読んでみると、糖質オフをしつつ脂質を異常に摂取させていることがほとんど。ある論文では、モルモットの食事の6割を脂質が占めていました。

脂質をそれだけとれば、体に悪影響が出るのは当たり前。ただ、みなさんが普段の食事で脂質を6割以上とる日はどれくらいあるでしょうか？　脂質6割というのは、毎食かなりの肉類を食べないと達成できない数字です。

Q2とも関連しますが、結局は「ほどほど」が大切だということ。本書で紹介している方法で糖質オフダイエットをしている限り、健康や寿命への悪影響を心配する必要はありません。

Q.5 糖質オフをすると体臭が強くなるって本当？

A 糖質オフを続けていると、体から少しすっぱいような独得のにおいがすることがあります。「ダイエット臭」と呼ばれるこのにおいは、正式には「ケトン臭」といいます。ケトン臭の正体は「ケトン体」。糖質オフによって脂肪が分解されてエネルギーに変換される過程で血液中に放出される成分です。

ケトン体が放出されてケトン臭がすること自体は、健康には特に問題はありませんし、ケトン臭は、1日の糖質量が30g以下となるような、かなり厳格な糖質オフをしなければまず発生しませんので、安心してください。

ダイエット入院でこれまで1600人以上の患者さんに糖質オフを指導してきたなかで、ケトン臭がするほど糖質を制限できた人はほぼゼロです。例外として、尿検査をしたところ尿にケトン体が出ていた患者さんがいましたが、話を聞くと、「今日の外来に備えて昨日から絶食しています」とのことでした。これくらい極端なことをしないとケトン体は発生しません。

そもそも、根菜類やごはんに比べるとずっと少ないものの、葉野菜などにも糖質は含まれています。本書にしたがって糖質オフをしている限り、ケトン臭を気にする必要はありません。

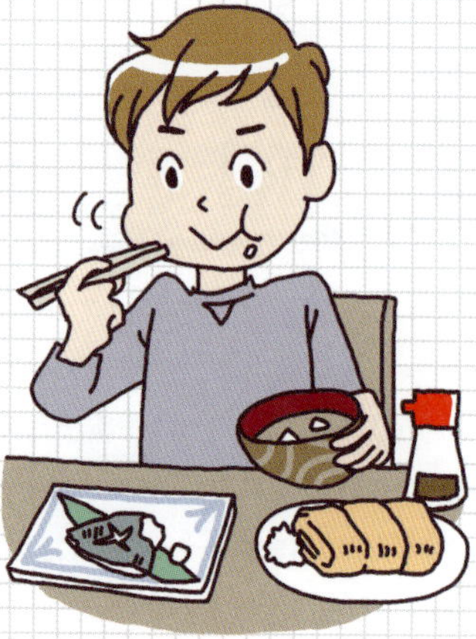

Q.6 朝食は抜いても いいですか？

A 基本的に、私は毎日必ず3食食べるべきだとは思っていません。糖質をとりすぎたら次の食事を抜いたり、減らしたりするのはアリだと考えています。ただ、1食抜くと、次の食事の糖の吸収率が上がるという指摘もあります。

朝食を抜いたら、昼食にごはんや麺類、パンをいきなり食べるのはやめましょう。まずは野菜やたんぱく質などの糖の吸収を阻害するものから食べ、ごはんやパンは少量を最後に食べるようにしてください。

Q.7 おやつがどうしても やめられないのですが……。

A 糖質たっぷりのおやつをどうしても食べたいというときはあると思います。

自分へのごほうびなどでたまに食べることまで止めるつもりはありません。ただ、「毎日3時のおやつを食べる」「食後に甘い物を食べないと、食事が終わった気がしない」という具合に、おやつが常習化しているのは問題です。

糖質はエネルギー効率が非常によい、いうなれば「ハイオクガソリン」です。マラソン選手が大会前に糖質をたっぷりとるのも、将棋の棋士が試合中に糖質をとるのも、糖質が短時間でエネルギーに変換されるからです。けれど、一般人には、糖質というハイオクガソリンが必要な場面はそうそうありません。

「糖質＝非常食」です。おやつをやめられないということは、常に非常食を食べているようなもの。その先に待っているのは肥満症、糖尿病などの健康障害です。糖質制限中は、おやつは基本的に控えましょう。

空腹がつらいなら、チーズやナッツを食べてください。また、本書の130 ～134ページでは糖質を抑えたおやつを紹介しています。それらを組み合わせて糖質オフを続けるうちに、体が自然と「非常食」を欲しなくなります。

Q.8

糖質オフダイエットを始めたら、なんだか体がだるくてやる気が出ません。なぜでしょうか。

A 理由は二つ考えられます。ひとつは、たんぱく質や脂質など、糖質以外の栄養素の不足。糖質を制限することばかりに気をとられ、たんぱく質や脂質の摂取量が不十分だと、体がエネルギー不足となり、倦怠感《けんたいかん》やめまいが生じる場合があります。糖質以外の栄養素はしっかりととりましょう。

もうひとつは、急な糖質オフに体が慣れずに症状が出ている場合です。これまで血糖値が高かった人が急に糖質を制限すると、体が驚いてさまざまな症状が出ることがあります。代表的なものは、全身の倦怠感、めまい、空腹感、冷や汗など。こうした症状が出たときは、できるだけ無理をせず、体を休めるようにしましょう。体が糖質オフに慣れるまでの辛抱です。あまりに症状がひどいようなら、糖質制限や肥満の専門医に相談しましょう。

なお、糖尿病で薬を服用している人は「低血糖」になるリスクがあります。糖質オフをする場合は事前にかかりつけ医に相談してください。

Q.9 「先ベジ」は効果がある？

A 食事のとき、先に野菜（「ベジタブル」）を食べることを「先ベジ」といいます。「先ベジ」はその後の血糖値の上昇がゆるやかになるので、血糖値のコントロールという点で、効果があるといえるでしょう。

ただ、先ベジをしても吸収される糖の量は変わりません。「先ベジすれば大丈夫」と安心して糖質をたっぷりとると、糖質オフダイエットの意味がないことを覚えておきましょう。

Q.10 糖質オフをしたら便秘になってしまいました……。

A 糖質オフを始めると、体が環境の変化についていけず、便秘になってしまうことがあります。便秘を防ぐためには、食物繊維と水分をたくさんとることが大切です。糖質が少なく、なおかつ食物繊維がたっぷりの葉野菜やきのこ類をしっかり食べましょう。水分はもちろん、無糖のものを選んで飲んでください。

適度に体を動かして、腸を刺激してあげることも大切です。便秘だと体重が減りにくくなるので、便秘対策もしっかりしておきましょう。

Q.11 糖質オフはお金がかかるというイメージがありますが……。

A 確かに、糖質オフで食費が上がったという声は少なくありません。一般的に、「主食」よりも「おかず」のほうが価格は高いもの。ごはんを減らしておかずを増やしたら、食費が上がる可能性は高いでしょう。

ただ、糖質の多い食生活を続ければ、肥満症やメタボになるリスクが高まり、糖尿病、脳《のう》梗塞《こうそく》、心筋梗塞、認知症、がんなどにつながります。発症すれば医療費は相当かかるでしょう。

食費を抑えて病気になり医療費を払うか。食費に多少のお金をかけて健康を手に入れるか。私なら、断然後者を選びます。

Q.12 よく聞く「糖類ゼロ」は「糖質ゼロ」とどう違うの？

A 15ページで紹介したとおり、「糖類」は「単糖類」と「二糖類」の総称です。「糖類ゼロ」「糖類オフ」は「単糖類」と「二糖類」がゼロ・少ないという意味。「糖質ゼロ」ではありません。糖類ゼロ飲量の飲みすぎで糖質をとりすぎないよう、気をつけましょう。

Q.13 糖質オフの食べ物、飲み物に含まれている人工甘味料は体にいい？ 悪い？

A 近年、糖質ゼロ、あるいは糖質オフをうたった食べ物や飲み物が増えています。パッケージの成分表示を見てみると、甘味料として、アスパルテーム、アセスルファムカリウム、スクラロース、サッカリンなどが記載されています。これらは人工甘味料です。

少量とる分には問題ないと思いますが、大量・長期的に摂取した場合のリスクについてはまだ解明されていません。とりすぎには注意したほうがいいでしょう。

主な人工甘味料

- アスパルテーム
- アセスルファムカリウム
- スクラロース
- サッカリン
- キシリトール
- ソルビトール
- エリスリトール
- ネオテーム

Q.14 高齢者も糖質オフに取り組んでも大丈夫？

A 近年、高齢者の間で「隠れ肥満」「やせメタボ」が増えています。筋力が衰え、運動量が減っている高齢者は、そもそも糖質を消費できず内臓脂肪として体内にたくわえやすいといえます。そのうえ、世代的にごはんは3食必ずとるべきという「ごはん至上主義」である可能性が高く、糖質をとりすぎている人が多いのです。また、「時間があるから、つい甘い物やおせんべいをつまんでしまう」という方も……。高齢者の方にも、ぜひ糖質オフに取り組んでほしいと思います。

ただ、栄養不足にはくれぐれも注意を。ごはんやお菓子類を減らすだけでなく、たんぱく質、脂質、野菜をバランスよくとるように気をつけてください。

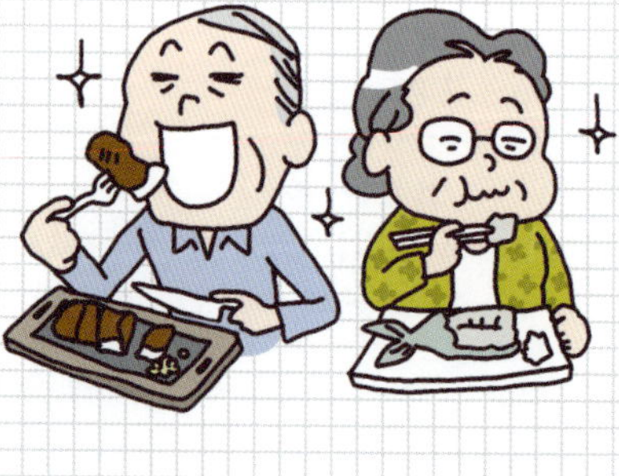

Q.15 風邪をひいたときぐらいは「おじや」や「うどん」を食べてもいいよね？

A　風邪をひいたときや体調が悪いときの定番ごはんといえば、「おじや」や「うどん」ですよね。食欲がないときもこれなら食べられる、という人もいるかもしれません。ただ、おじやもうどんも糖質たっぷり。「病気のときぐらいはいいですよ」といいたいところですが、それをきっかけにずるずると糖質を解禁するようになってしまったら、もったいないと思うのです。

また、おじやもうどんも、消化がよく胃にやさしいというメリットがある一方で、栄養バランスはそれほどよくありません。体調が悪いときに大切なのは、水分と栄養をたっぷりとること。おすすめは、消化がよく、たんぱく質もとれる卵、豆腐、白身魚が入ったスープです。なお、野菜の食物繊維は消化されないため、胃腸が弱っているときは彩りに少し加える程度にしましょう。

糖質量ガイド

主な食品の糖質量をまとめました。
エネルギー、たんぱく質量、脂質量もあわせて
掲載しているので、料理の参考にしてください。

※単位は、糖質量、たんぱく質、脂質はg、
エネルギーはkcalです。

ごはん	糖質量	エネルギー	たんぱく質	脂質
ごはん 普通盛(150g)	55.2	252	3.8	0.5
ごはん 大盛(200g)	73.6	336	5.0	0.6
ごはん 小盛(120g)	44.2	202	3.0	0.4
もち麦ごはん (150g)	50.5	241	4.8	0.7
玄米ごはん (150g)	51.3	248	4.2	1.5
胚芽精米ごはん (150g)	53.4	251	4.1	0.9
発芽玄米ごはん (150g)	49.8	251	4.5	2.1
雑穀入りごはん (150g)	50.5	244	5.3	0.9
赤飯・もち米(150g)	60.5	285	6.5	0.9
おにぎり・うるち米 (100g)	39.0	179	2.7	0.3
焼きおにぎり・うるち米(50g)	19.6	91	1.6	0.2
五目ごはん(150g)	46.7	265	8.1	3.1
栗おこわ(150g)	52.6	243	4.2	0.6
おかゆ・精白米(200g)	31.2	142	2.2	0.2
おかゆ・玄米(200g)	29.2	140	2.4	0.8
切りもち(1個50g)	25.2	117	2.0	0.3
きりたんぽ (1本75g)	34.4	158	2.4	0.3

パン	糖質量	エネルギー	たんぱく質	脂質
食パン4枚切り (1枚90g)	39.9	234	8.1	3.8
食パン6枚切り (1枚60g)	26.6	156	5.4	2.5

	糖質量	エネルギー	たんぱく質	脂質
食パン8枚切り（1枚45g）	19.9	117	4.1	1.9
食パン12枚切り（1枚30g）	13.3	78	2.7	1.3
米粉食パン（60g）	30.8	160	4.8	2.1
ライ麦パン（1枚30g）	14.1	79	2.5	0.7
フランスパン（50g）	27.4	140	4.7	0.7
ロールパン（1個30g）	14.0	95	3.0	2.7
ナン（1枚80g）	36.5	210	8.2	2.7
ベーグル（1個85g）	44.3	234	8.2	1.7
クロワッサン（1個40g）	16.8	179	3.2	10.7
イングリッシュマフィン（1個65g）	25.7	148	5.3	2.3
ピザ生地（100g）	48.8	268	9.1	3.0
あんパン（1個80g）	38.0	224	6.3	4.2
クリームパン（1個110g）	44.2	336	11.3	12.0
ジャムパン（1個80g）	42.2	238	5.3	4.6
メロンパン（1個90g）	52.4	329	7.2	9.5
カレーパン（1個105g）	32.2	337	6.9	19.2
卵サンドイッチ（1パック130g）	27.3	375	11.8	23.1
チキンカツサンドイッチ（1パック200g）	51.5	535	20.5	25.2
ハンバーガー（1個104g）	28.8	256	12.8	9.4
肉まん（1個90g）	36.3	234	9.0	4.6
コーンフレーク（40g）	32.5	152	3.1	0.7
グラノーラ（40g）	26.2	168	2.6	5.0
玄米フレーク（40g）	33.9	151	2.7	0.8

麺	糖質量	エネルギー	たんぱく質	脂質
うどん・ゆで普通盛り（270g）	56.2	284	7.0	1.1
うどん・ゆで大盛り（350g）	72.8	368	9.1	1.4

	糖質量	エネルギー	たんぱく質	脂質
ゆでうどん・袋入り（1袋180g）	**37.4**	189	4.7	0.7
そうめん・ゆで（1束分135g）	**33.6**	171	4.7	0.5
そば・ゆで 普通盛り（200g）	**48.0**	264	9.6	2.0
そば・ゆで 大盛り（350g）	**84.0**	462	16.8	3.5
ゆでそば・袋入り（1袋160g）	**38.4**	211	7.7	1.6
米粉めん（90g）	**51.8**	239	3.2	0.6
ビーフン（80g）	**63.2**	302	5.6	1.3
中華麺・ゆで 普通盛り（210g）	**58.6**	313	10.3	1.3
中華麺・ゆで 大盛り（300g）	**83.7**	447	14.7	1.8
餃子の皮（1枚10g）	**5.5**	29	0.9	0.1
シュウマイの皮（1枚3g）	**1.7**	9	0.2	0.0
沖縄そば・ゆで（200g）	**53.0**	294	10.4	1.6
マカロニ・スパゲッティ・ゆで（220g）	**67.1**	367	12.8	2.0
マカロニ・スパゲッティ・ゆで（60g）	**18.3**	100	3.5	0.5
こんにゃく麺（160g）	**10.6**	54	0.0	0.0

粉	糖質量	エネルギー	たんぱく質	脂質
小麦粉・薄力粉（1カップ110g）	**80.6**	404	9.1	1.7
小麦粉・強力粉（1カップ110g）	**75.9**	402	13.0	1.7
小麦粉・全粒粉（1カップ120g）	**68.4**	394	15.4	3.5
ライ麦粉・全粒粉（1カップ130g）	**74.6**	434	16.5	3.5
ライ麦粉（1カップ90g）	**56.6**	316	7.7	1.4
そば粉（1カップ120g）	**78.4**	433	14.4	3.7
コーンフラワー（1カップ100g）	**74.4**	363	6.6	2.8
お好み焼き粉（1カップ105g）	**74.3**	370	10.6	2.0
ホットケーキミックス（1カップ110g）	**79.9**	402	8.6	4.4
天ぷら粉（1カップ110g）	**81.0**	386	9.7	1.4

	糖質量	エネルギー	たんぱく質	脂質
パン粉・生(3g)	1.3	8	0.3	0.2
パン粉・乾燥・普通(3g)	1.8	11	0.4	0.2
パン粉・乾燥・細目(3g)	1.8	11	0.4	0.2
オートミール(1カップ80g)	47.8	304	11.0	4.6
大麦・7分つき押し麦(1カップ130g)	80.3	443	14.2	2.7
大麦・押し麦(1カップ130g)	91.5	450	8.7	2.0
大麦・米粒麦(1カップ175g)	118.1	600	12.3	3.7
雑穀・五穀(1カップ強175g)	113.9	625	22.1	4.9

肉	糖質量	エネルギー	たんぱく質	脂質
牛もも・脂身つき・薄切り(1枚30g)	0.1	63	5.9	4.0
牛サーロイン・脂身つき・薄切り(1枚50g)	0.2	167	8.3	14.0
牛カルビ(牛バラ)・焼き肉用(1枚25g)	0.1	107	3.2	9.9
牛ヒレ・ステーキ用(120g)	0.6	234	25.0	13.4
牛ハラミ(1枚20g)	0.1	64	3.0	5.5
牛タン・薄切り(1枚15g)	0.0	53	2.0	4.8
牛肩ロース・脂身つき・すき焼き用(1枚25g)	0.1	80	4.1	6.6
牛肩・脂身つき・すき焼き用(1枚30g)	0.1	77	5.0	5.9
牛レバー・薄切り(1枚15g)	0.6	20	2.9	0.6
牛ひき肉・普通(50g)	0.2	136	8.6	10.6
牛ヒレ肉・赤身(50g)	0.3	98	10.4	5.6
豚ロース・脂身つき・厚切り(1枚150g)	0.3	395	29.0	28.8
豚ロース・脂身つき・薄切り(1枚30g)	0.1	79	5.8	5.8
豚バラ・脂身つき・薄切り(1枚20g)	0.0	79	2.9	7.1
豚バラ・脂身つき・ブロック(1個60g)	0.1	237	8.6	21.2

	糖質量	エネルギー	たんぱく質	脂質
豚肩ロース・脂身つき・薄切り(1枚25g)	0.0	63	4.3	4.8
豚もも・脂身つき・薄切り(1枚25g)	0.1	46	5.1	2.6
豚レバー・レバにら用(1枚15g)	0.4	19	3.1	0.5
豚ひき肉・普通(50g)	0.1	118	8.9	8.6
豚ヒレ肉・赤身(50g)	0.2	65	11.1	1.9
合いびき肉・牛50%豚50%(50g)	0.1	127	8.7	9.6
鶏もも・皮つき(1枚210g)	0.0	428	34.9	29.8
鶏むね・皮つき(1枚230g)	0.2	334	49.0	13.6
鶏もも・皮なし(1枚200g)	0.0	254	38.0	10.0
鶏むね・皮なし(1枚190g)	0.2	220	44.3	3.6
鶏ささみ(1本45g)	0.0	49	10.8	0.4
鶏手羽先(1本42g)	0.0	88	7.5	6.0
鶏手羽元(1本35g)	0.0	74	6.2	5.0
鶏ひき肉(50g)	0.0	93	8.8	6.0
鶏レバー(1個50g)	0.3	56	9.5	1.6
ラムチョップ(1本40g)	0.1	124	6.2	10.4
ラムロース・スライス(1枚30g)	0.1	93	4.7	7.8
鴨肉(1枚160g)	0.2	533	22.7	46.4
馬肉(1枚10g)	0.0	11	2.0	0.3
ベーコン・ブロック(1個30g)	0.1	122	3.9	11.7
ベーコン・薄切り(1枚20g)	0.1	81	2.6	7.8
ボンレスハム(1枚20g)	0.4	24	3.7	0.8
ロースハム・薄切り(1枚10g)	0.1	20	1.7	1.4
生ハム・長期熟成(1枚15g)	0.0	40	3.9	2.8
生ソーセージ(1本30g)	0.2	84	4.2	7.3

	糖質量	エネルギー	たんぱく質	脂質
ウインナソーセージ（1本20g）	0.6	64	2.6	5.7
コンビーフ（1缶100g）	1.7	203	19.8	13.0

魚介類	糖質量	エネルギー	たんぱく質	脂質
さんま（1尾98g）	0.1	312	17.7	25.1
タイ（1切れ80g）	0.1	142	16.7	7.5
鮭（1切れ100g）	0.1	133	22.3	4.1
あじ（1尾70g）	0.1	88	13.8	3.2
あゆ（1尾70g）	0.2	53	6.2	2.8
かれい（1切れ100g）	0.1	95	19.6	1.3
たらこ（1腹50g）	0.2	70	12.0	2.4
いわし（1尾120g）	0.1	85	9.6	4.6
ぶり（1切れ100g）	0.3	257	21.4	17.6
かじき（1切れ100g）	0.1	115	23.1	1.8
さば（1切れ80g）	0.2	198	16.5	13.4
たら（1切れ100g）	0.1	77	17.6	0.2
銀だら（1切れ100g）	0.0	232	13.6	18.6
イカ（1ぱい140g）	0.1	116	25.1	1.1
たこ・ゆで（足1本50g）	0.1	50	10.9	0.4
甘えび・むき身（1尾7g）	0.0	7	1.4	0.1
ズワイガニ・足・ゆで（1本18g）	0.0	12	2.7	0.1
あさり（10個32g）	0.1	10	1.9	0.1
しじみ（10個13g）	0.6	8	1.0	0.2
かき（1個15g）	0.7	11	1.0	0.3
はまぐり（1個18g）	0.3	7	1.1	0.1
ほたて貝（1個75g）	1.1	54	10.1	0.7
まぐろ赤身・刺身（5切れ60g）	0.1	75	15.8	0.8

※魚介類、野菜のデータは、骨や皮などの廃棄分を除いた正味重量あたりのものです。

	糖質量	エネルギー	たんぱく質	脂質
まぐろトロ・刺身(4切れ60g)	**0.1**	206	12.1	16.5
カツオ・刺身(3切れ60g)	**0.1**	68	15.5	0.3
あじ・刺身(4切れ60g)	**0.1**	74	11.8	2.5
あじ・開き干し(1枚85g)	**0.1**	143	17.2	7.5
さば・塩さば(1枚140g)	**0.1**	407	36.7	26.7
ししゃも・生干し(1尾15g)	**0.0**	25	3.2	1.2
銀だら・粕漬け(1切れ120g)	**0.0**	278	16.3	22.3
ツナ(まぐろ)・油漬け(40g)	**0.0**	107	7.1	8.7
ウナギのかば焼き(65g)	**2.0**	190	15.0	13.7
さば・水煮(50g)	**0.1**	95	10.5	5.4
焼きちくわ(1本30g)	**4.1**	36	3.7	0.6
さつま揚げ・小判(1枚30g)	**4.2**	42	3.8	1.1
からしめんたいこ(1腹50g)	**1.5**	63	10.5	1.7
いくら(18g)	**0.0**	49	5.9	2.8
数の子・塩蔵・水もどし(1本40g)	**0.2**	36	6.0	1.2

野菜	糖質量	エネルギー	たんぱく質	脂質
西洋かぼちゃ(135g)	**23.1**	123	2.6	0.4
にんじん(1/2本68g)	**4.3**	24	0.5	0.1
キャベツ(1枚80g)	**2.7**	18	1.0	0.2
ピーマン(1個25g)	**0.7**	6	0.2	0.1
赤ピーマン(1個135g)	**7.6**	41	1.4	0.3
黄ピーマン(1個135g)	**7.2**	36	1.1	0.3
トマト(1個190g)	**7.0**	36	1.3	0.2
ミニトマト(1個10g)	**0.6**	3	0.1	0.0
たまねぎ(1個190g)	**13.7**	70	1.9	0.2
なす(1本70g)	**2.0**	15	0.8	0.1

	糖質量	エネルギー	たんぱく質	脂質
さやえんどう（1枚3g）	0.1	1	0.1	0.0
ブロッコリー（1/4株54g）	0.4	18	2.3	0.3
ほうれん草（1/4束50g）	0.2	10	1.1	0.2
オクラ（1本10g）	0.2	3	0.2	0.0
アスパラガス（1本15g）	0.3	3	0.4	0.0
水菜（1/4束50g）	0.9	12	1.1	0.1
にら（1/4束25g）	0.3	5	0.4	0.1
緑豆もやし（1袋200g）	2.6	28	3.4	0.2
大豆もやし（1袋200g）	0.0	74	7.4	3.0
白菜（1枚100g）	1.9	14	0.8	0.1
長ねぎ（1本100g）	5.8	34	1.4	0.1
小ねぎ（1本5g）	0.1	1	0.1	0.0
チンゲンサイ（1株100g）	0.8	9	0.6	0.1
ごぼう（1本160g）	15.5	104	2.9	0.2
大根（5cm150g）	4.2	27	0.6	0.2
きゅうり（1本100g）	1.9	14	1.0	0.1
れんこん（1/2節70g）	9.5	46	1.3	0.1
とうもろこし（1本150g）	20.7	138	5.4	2.6
スナップえんどう（1個10g）	0.7	4	0.3	0.0
カリフラワー（小房3個90g）	2.1	24	2.7	0.1
レタス（1枚25g）	0.4	3	0.2	0.0
たけのこ・ゆで（1個150g）	3.3	45	5.3	0.3
ズッキーニ（1本160g）	2.4	22	2.1	0.2
枝豆（30g）	1.1	41	3.5	1.9
かぶ（1個70g）	2.4	15	0.4	0.1
そら豆（4粒12g）	1.5	13	1.3	0.0

	糖質量	エネルギー	たんぱく質	脂質
グリンピース（10粒10g）	**0.8**	9	0.7	0.0
芽キャベツ（1個10g）	**0.4**	5	0.6	0.0
ヤングコーン（1本10g）	**0.3**	3	0.2	0.0
サラダ菜（1個70g）	**0.6**	10	0.7	0.1
サニーレタス（1株30g）	**0.4**	5	0.4	0.1
クレソン（1束30g）	**0.0**	5	0.6	0.0
小松菜（1/4束50g）	**0.3**	7	0.8	0.1
春菊（1/4束50g）	**0.4**	11	1.2	0.2
セロリ（1本160g）	**3.4**	24	0.6	0.2
ししとうがらし（1本4g）	**0.1**	1	0.1	0.0
ゴーヤ（1/2本105g）	**1.4**	18	1.1	0.1
バジル（1株5g）	**0.0**	1	0.1	0.0
モロヘイヤ（1束100g）	**0.4**	38	4.8	0.5
きゅうり・ピクルス（1個20g）	**3.3**	13	0.1	0.0
にんにく（1かけ5g）	**1.1**	7	0.3	0.0
しょうが（1かけ15g）	**0.7**	5	0.1	0.0
スイートコーン缶詰（1カップ150g）	**21.8**	123	3.5	0.8
トマト水煮缶詰・食塩無添加（1/2缶200g）	**6.2**	40	1.8	0.4
アスパラガス水煮缶詰（1本10g）	**0.3**	2	0.2	0.0

いも	糖質量	エネルギー	たんぱく質	脂質
さつまいも（1本180g）	**54.5**	252	1.6	0.9
むらさきいも（1本180g）	**52.6**	239	2.2	0.5
さといも（1個45g）	**4.9**	26	0.7	0.0
じゃがいも（1個135g）	**21.7**	103	2.4	0.1
新じゃが（小粒1個45g）	**7.2**	34	0.8	0.0

	糖質量	エネルギー	たんぱく質	脂質
長いも（10cm135g）	17.4	88	3.0	0.4
さつまいも・干しいも（2枚60g）	39.6	182	1.9	0.4

海藻	糖質量	エネルギー	たんぱく質	脂質
カットわかめ（2g）	0.1	3	0.4	0.1
焼きのり（1枚3g）	0.2	6	1.2	0.1
味つけのり（5枚3.5g）	0.6	13	1.4	0.1
こんぶ（10g）	3.7	15	0.6	0.1
刻みこんぶ（10g）	0.7	11	0.5	0.1
ところてん（50g）	0.0	1	0.1	0.0
青のり（1g）	0.1	2	0.3	0.1
のりのつくだ煮（15g）	2.6	23	2.2	0.2
もずく・味つけ（1パック80g）	3.8	22	0.5	0.1

きのこ	糖質量	エネルギー	たんぱく質	脂質
えのきたけ（1パック85g）	3.1	19	2.3	0.2
なめたけ（20g）	2.6	17	0.7	0.1
生しいたけ（1枚15g）	0.2	3	0.5	0.0
干ししいたけ（1枚3g）	0.7	5	0.6	0.1
まいたけ（1パック90g）	0.8	14	1.8	0.5
ひらたけ（1パック90g）	3.2	18	3.0	0.3
マッシュルーム（1個8g）	0.0	1	0.2	0.0
マッシュルーム・水煮缶詰（10g）	0.0	1	0.3	0.0
ぶなしめじ（1パック90g）	1.2	15	2.4	0.5
なめこ（1袋100g）	2.0	15	1.8	0.2
エリンギ（1本50g）	1.3	10	1.4	0.2
きくらげ（2g）	0.3	3	0.2	0.0

フルーツ	糖質量	エネルギー	たんぱく質	脂質
いちご(1個15g)	**1.1**	5	0.1	0.0
りんご(1個230g)	**32.9**	140	0.5	0.7
グレープフルーツ(1個210g)	**18.9**	80	1.9	0.2
みかん(1個80g)	**8.8**	37	0.6	0.1
ゴールデンキウイ(1個70g)	**9.5**	41	0.8	0.1
キウイフルーツ(1個70g)	**7.7**	37	0.7	0.1
巨峰(10粒160g)	**24.3**	94	0.6	0.2
デラウエア(1房85g)	**12.9**	50	0.3	0.1
バナナ(1本120g)	**25.7**	103	1.3	0.2
パイナップル(100g)	**12.5**	53	0.6	0.1
もも(1個215g)	**19.1**	86	1.3	0.2
マンゴー(1個260g)	**40.6**	166	1.6	0.3
オレンジ(1個120g)	**10.8**	47	1.2	0.1
柿(1個180g)	**25.7**	108	0.7	0.4
アメリカンチェリー(1個9g)	**1.4**	6	0.1	0.0
メロン(1/2個250g)	**24.8**	105	2.5	0.3
パパイヤ(1個260g)	**19.0**	99	1.3	0.5
すいか(1/8個225g)	**20.7**	83	1.4	0.2
ラズベリー(10粒20g)	**1.1**	8	0.2	0.0
アボカド(1個140g)	**1.3**	262	3.5	26.2
レモン(1個95g)	**7.2**	51	0.9	0.7
梨(1個255g)	**26.5**	110	0.8	0.3
洋梨(1個170g)	**21.3**	92	0.5	0.2
いちじく(1個70g)	**8.7**	38	0.4	0.1
ブルーベリー(10粒10g)	**1.0**	5	0.1	0.0
干し柿(1個18g)	**10.3**	50	0.3	0.3

	糖質量	エネルギー	たんぱく質	脂質
干しいちじく（1個15g）	9.7	44	0.5	0.2
干しぶどう（20g）	15.2	60	0.5	0.0
干しあんず（1個8g）	4.8	23	0.7	0.0
干しプルーン（1粒7g）	3.9	16	0.2	0.0
洋梨・缶詰（60g）	11.8	51	0.1	0.1
白桃・缶詰（50g）	9.6	43	0.3	0.1
パイナップル・缶詰（35g）	6.9	29	0.1	0.0
さくらんぼ・缶詰（30g）	5.0	22	0.2	0.0
白桃・缶詰・缶汁（1缶170g）	33.2	138	0.5	0.2

卵	糖質量	エネルギー	たんぱく質	脂質
鶏卵（1個50g）	0.2	76	6.2	5.2
温泉卵（1個50g）	0.1	82	6.2	5.9
うずらの卵（1個10g）	0.0	18	1.3	1.3

乳製品	糖質量	エネルギー	たんぱく質	脂質
普通牛乳（210g）	10.1	141	6.9	8.0
低脂肪乳（210g）	11.6	97	8.0	2.1
加工乳・濃厚（210g）	11.1	155	7.1	8.8
乳飲料・コーヒー（210g）	15.1	118	4.6	4.2
クリーム・乳脂肪（200g）	6.2	866	4.0	90.0
クリーム・植物性脂肪（200g）	5.8	784	13.6	78.4
ホイップクリーム・乳脂肪（50g）	6.5	213	0.9	20.4
コンデンスミルク（21g）	11.8	70	1.6	1.8
プレーンヨーグルト（80g）	3.9	50	2.9	2.4
ヨーグルト・脱脂加糖（80g）	9.5	54	3.4	0.2
飲むヨーグルト・加糖（150g）	18.3	98	4.4	0.8
乳酸菌飲料・乳製品（150g）	24.6	107	1.7	0.2

	糖質量	エネルギー	たんぱく質	脂質
プロセスチーズ（1枚18g）	0.2	61	4.1	4.7
カマンベールチーズ（25g）	0.2	78	4.8	6.2
チェダーチーズ（25g）	0.4	106	6.4	8.5
パルメザンチーズ（25g）	0.5	119	11.0	7.7
モッツァレラチーズ（25g）	1.1	69	4.6	5.0
バター（4g）	0.0	30	0.0	3.2

豆・大豆	糖質量	エネルギー	たんぱく質	脂質
大豆・乾（1カップ150g）	17.4	633	50.7	29.6
大豆・ゆで（1カップ135g）	2.4	238	20.0	13.2
いり大豆（30g）	4.2	132	11.3	6.5
つぶしあん（240g）	115.9	586	13.4	1.4
こしあん（270g）	54.8	419	26.5	1.6
きな粉（5g）	0.5	23	1.8	1.3
納豆（1パック50g）	2.7	100	8.3	5.0
おから（1カップ70g）	1.6	78	4.3	2.5
豆乳（210g）	6.1	97	7.6	4.2
調製豆乳（210g）	9.5	134	6.7	7.6
豆乳飲料・麦芽コーヒー（210g）	16.2	126	4.6	4.6
生湯葉（30g）	1.0	69	6.5	4.1
干し湯葉（10g）	0.4	53	5.0	3.2
豆腐・木綿（100g）	1.1	80	7.0	4.9
豆腐・絹ごし（100g）	1.7	62	5.3	3.5
高野豆腐（16g）	0.3	86	8.1	5.5
焼き豆腐（100g）	0.5	88	7.8	5.7
厚揚げ（50g）	0.1	75	5.4	5.7
がんもどき（100g）	0.2	228	15.3	17.8

	糖質量	エネルギー	たんぱく質	脂質
アーモンド・フライ味つけ（5粒6g）	0.5	37	1.3	3.3
カシューナッツ・フライ味つけ（5粒8g）	1.6	46	1.6	3.8
くるみ・いり（5粒20g）	0.8	135	2.9	13.8
ピスタチオ・いり味つけ（40g）	4.7	246	7.0	22.4
ヘーゼルナッツ・フライ味つけ（20粒20g）	1.3	137	2.7	13.9
マカダミアナッツ・いり味つけ（8粒20g）	1.2	144	1.7	15.3
松の実・いり（20g）	0.2	138	2.9	14.5
落花生・いり殻なし（20g）	2.5	117	5.3	9.9
バターピーナッツ（20g）	2.3	120	4.7	10.6
ぎんなん・生（1個4g）	1.0	5	0.1	0.0
栗（1個20g）	4.6	23	0.4	0.1
甘栗（5個30g）	10.0	56	1.2	0.2
ココナツパウダー（6g）	0.6	40	0.4	3.9
いりごま（6g）	0.4	36	1.2	3.3

調味料	糖質量	エネルギー	たんぱく質	脂質
白砂糖（大さじ1 9g）	8.9	35	0.0	0.0
三温糖（大さじ1 9g）	8.9	34	0.0	0.0
グラニュー糖（大さじ1 12g）	12.0	46	0.0	0.0
黒砂糖（大さじ1 9g）	8.1	32	0.2	0.0
和三盆糖（大さじ1 21g）	20.8	81	0.0	0.0
角砂糖（1個4g）	4.0	15	0.0	0.0
ガムシロップ（1個13g）	10.0	38	0.0	0.0
食塩（小さじ1 6g）	0.0	0	0.0	0.0
本みりん（大さじ1 18g）	7.8	43	0.1	0.0

	糖質量	エネルギー	たんぱく質	脂質
濃口しょうゆ(小さじ1 6g)	0.5	5	0.5	0.0
薄口しょうゆ(小さじ1 6g)	0.3	4	0.3	0.0
みそ(小さじ1 6g)	1.0	12	0.8	0.4
中濃ソース(小さじ1 7g)	2.1	9	0.1	0.0
ウスターソース(小さじ1 6g)	1.6	7	0.1	0.0
めんつゆ3倍(小さじ1 7g)	1.4	7	0.3	0.0
ポン酢しょうゆ(小さじ1 6g)	0.6	4	0.2	0.0
豆板醤(小さじ1 7g)	0.3	4	0.1	0.2
ごまだれ(小さじ1 6g)	1.8	17	0.4	0.8
チリペッパーソース(小さじ1/2 3g)	0.2	2	0.0	0.0
米酢(大さじ1 15g)	1.1	7	0.0	0.0
オリーブ油(小さじ1 4g)	0.0	37	0.0	4.0
ごま油(小さじ1 4g)	0.0	37	0.0	4.0
調合油(小さじ1 4g)	0.0	37	0.0	4.0
ラード(小さじ1 4g)	0.0	38	0.0	4.0
牛脂(小さじ1 4g)	0.0	38	0.0	4.0
マヨネーズ・卵黄型(大さじ1 12g)	0.1	82	0.3	9.0
ケチャップ(大さじ1 18g)	4.7	22	0.3	0.0
トマトソース(大さじ1 15g)	1.1	7	0.3	0.0
和風ドレッシング(大さじ1 15g)	0.8	30	0.3	2.8
フレンチドレッシング・乳化型(大さじ1 15g)	0.9	61	0.0	6.3
ごまドレッシング(大さじ1 18g)	3.1	65	1.5	4.7
はちみつ(大さじ1 21g)	17.2	64	0.1	0.0
メープルシロップ(大さじ1 21g)	13.9	54	0.0	0.0
いちごジャム(大さじ1 21g)	9.9	41	0.1	0.0
ブルーベリージャム(大さじ1 21g)	8.3	38	0.1	0.1

	糖質量	エネルギー	たんぱく質	脂質
カスタードクリーム(大さじ1 14g)	3.5	26	0.7	1.1
ピーナッツバター(大さじ1 17g)	3.2	108	3.5	8.6
マーガリン(4g)	0.0	31	0.0	3.3

飲み物	糖質量	エネルギー	たんぱく質	脂質
ビールジョッキ中(500ml)	15.6	202	1.5	0.0
ビール淡色・グラス(200ml)	6.3	81	0.6	0.0
ビールスタウト・グラス(200ml)	9.4	129	1.0	0.0
発泡酒・グラス(200ml)	7.3	91	0.2	0.0
日本酒・1合(200ml)	8.8	196	0.7	0.0
焼酎・単式蒸留(200ml)	0.0	283	0.0	0.0
ウイスキー(30ml)	0.0	69	0.0	0.0
ブランデー(30ml)	0.0	69	0.0	0.0
ウォッカ(30ml)	0.0	70	0.0	0.0
ジン(30ml)	0.0	80	0.0	0.0
梅酒(30ml)	6.4	48	0.0	0.0
缶チューハイ(200ml)	5.6	104	0.0	0.0
ハイボール(200ml)	0.0	92	0.0	0.0
ワイン赤・グラス(100ml)	1.5	73	0.2	0.0
ワイン白・グラス(100ml)	2.0	73	0.1	0.0
ワインロゼ・グラス(100ml)	4.0	77	0.1	0.0
玉露(150ml)	0.0	8	2.0	0.0
抹茶(2g)	0.0	6	0.6	0.1
紅茶・ストレート無糖(150ml)	0.2	2	0.2	0.0
コーヒー・浸出液(150ml)	1.1	6	0.3	0.0
コーヒー飲料・乳成分入り・加糖(150ml)	12.3	57	1.1	0.5
ミルクココア(146g)	21.0	167	5.6	6.1

	糖質量	エネルギー	たんぱく質	脂質
甘酒（120g）	21.5	97	2.0	0.1
炭酸飲料・コーラ（200ml）	23.9	97	0.2	0.0
炭酸飲料・サイダー（200ml）	21.4	86	0.0	0.0
ぶどう濃縮還元ジュース（200ml）	25.0	99	0.6	0.6
りんご濃縮還元ジュース（200ml）	23.9	90	0.2	0.4
にんじんジュース（200ml）	13.7	59	1.3	0.2
トマトジュース・食塩添加（200ml）	6.9	36	1.5	0.2
トマト・ミックスジュース・食塩無添加（200ml）	7.6	36	1.3	0.0
スポーツドリンク（200ml）	10.2	42	0.0	0.0

デザート	糖質量	エネルギー	たんぱく質	脂質
どら焼き（1個90g）	50.0	256	5.9	2.3
大福もち（1個95g）	47.8	223	4.6	0.5
もなか（1個60g）	37.5	171	2.9	0.2
今川焼（1個100g）	46.6	221	4.5	1.0
桜もち・関西風（1個70g）	31.1	140	2.4	0.1
練りようかん（1切れ60g）	40.1	178	2.2	0.1
栗蒸しようかん（1切れ65g）	34.2	157	2.7	0.2
笹団子（1本60g）	31.5	143	2.3	0.3
カステラ（1切れ50g）	31.3	160	3.1	2.3
きんつば（1個50g）	26.5	133	3.0	0.4
柏もち（1個65g）	29.3	134	2.6	0.3
串団子・あん（1本60g）	26.6	121	2.3	0.2
串団子・しょうゆ（1本55g）	24.7	108	1.7	0.2
水ようかん（1切れ65g）	24.6	111	1.7	0.1
トリュフチョコレート（1個15g）	7.8	84	1.0	5.1

	糖質量	エネルギー	たんぱく質	脂質
生八つ橋・あん入り(1個25g)	15.3	70	1.1	0.1
チョコレートプレッツェル(20g)	13.4	101	1.9	4.4
御膳しるこ・こしあん(150g)	68.3	324	7.1	0.5
御膳しるこ・つぶしあん(150g)	54.3	275	6.3	0.8
米菓・甘辛せんべい(1枚25g)	21.4	95	1.7	0.2
米菓・しょうゆせんべい(1枚25g)	20.6	93	2.0	0.3
米菓・揚げせんべい(1個6g)	4.2	28	0.3	1.1
バタースコッチ(20g)	18.2	85	0.0	1.3
芋かりんとう(25g)	17.2	119	0.4	5.1
いちごのショートケーキ(1個90g)	35.1	265	5.8	11.1
パイ・アップルパイ(1個100g)	31.4	304	4.0	17.5
タルト(洋菓子)(1個100g)	30.4	262	4.2	13.2
ベイクドチーズケーキ(1個105g)	24.3	334	8.9	22.3
ドーナツ・ケーキドーナッツ(1個45g)	26.6	169	3.2	5.3
ホットケーキ(1枚50g)	22.1	131	3.9	2.7
シュークリーム(1個70g)	17.7	160	4.2	7.9
サブレ(1枚30g)	21.5	140	1.8	5.0
中華風クッキー(25g)	15.2	133	1.3	7.4
バターケーキ(1個45g)	21.2	199	2.6	11.4
ビスケット・ソフトビスケット(1枚7g)	4.3	37	0.4	1.9
成形ポテトチップス(10枚17g)	8.9	92	1.0	5.4
カスタードプリン(1個100g)	14.7	126	5.5	5.0
ゼリー・オレンジ(1個95g)	18.6	85	2.0	0.1
アイスクリーム・普通脂肪(40g)	9.2	72	1.6	3.2
シャーベット(45g)	12.9	57	0.4	0.5
あめ玉(1個10g)	9.8	39	0.0	0.0

	糖質量	エネルギー	たんぱく質	脂質
ゼリーキャンデー（5個60g）	49.9	202	0.0	0.0
ホワイトチョコレート（1枚45g）	22.6	265	3.2	17.8
マシュマロ（5個20g）	15.9	65	0.4	0.0
キャラメル（1個5g）	3.9	22	0.2	0.6
ゼリービーンズ（7個20g）	17.9	72	0.0	0.0

外食	糖質量	エネルギー	たんぱく質	脂質
チャーハン（ごはん150g）	60.4	542	9.3	26.5
ビビンバ（ごはん200g）	83.0	672	17.2	26.2
中華丼（ごはん250g）	98.0	592	24.7	8.2
親子丼（ごはん250g）	106.4	727	34.4	15.3
牛丼（ごはん250g）	123.3	751	15.8	20.5
カツ丼（ごはん250g）	116.0	1018	37.1	40.8
焼きうどん（うどんゆで230g）	56.4	382	14.4	8.2
カレーライス（ごはん200g）	99.3	816	20.4	33.4
なべ焼きうどん（うどんゆで220g）	65.1	499	27.2	11.2
天ぷらそば（そばゆで170g）	59.8	438	24.3	8.7
とんこつラーメン（中華めんゆで220g）	79.7	701	27.3	27.2
しょうゆラーメン（中華めんゆで220g）	77.9	477	19.7	6.8
五目麺（中華めんゆで220g）	83.7	567	23.7	12.2
冷やし中華（中華めんゆで220g）	79.4	600	23.1	16.6
カルボナーラ（スパゲッティゆで250g）	79.0	796	27.2	36.7
ペンネトマトソース（スパゲッティゆで200g）	65.5	361	12.8	1.9
ボンゴレ（スパゲッティゆで250g）	79.6	626	17.9	22.0
ジャーマンドッグ（ドッグパン50g）	28.9	378	12.7	22.9
ポークソテー	12.8	564	34.2	38.8

	糖質量	エネルギー	たんぱく質	脂質
鶏肉の照り焼き	6.7	292	17.9	20.8
かれいの煮つけ	11.7	179	28.5	1.8
ビーフシチュー	18.0	459	19.1	31.5
ミックスフライ	18.3	470	27.5	30.1
マカロニグラタン	37.7	494	33.5	20.8
肉じゃが	26.6	248	12.7	8.8
麻婆豆腐	6.9	248	17.9	15.7
かに玉	13.2	601	28.0	45.6
餃子(6個)	36.5	414	11.2	24.2
シュウマイ	25.0	277	12.0	14.4
鶏肉のから揚げ	5.0	264	17.1	18.2
メンチカツ	7.1	244	11.4	17.7
フライドポテト	18.4	103	1.9	1.9
サラダ(サウザンアイランドドレッシング)	7.9	99	2.4	6.0
ポテトサラダ	16.0	159	2.3	9.1
あさりとわかめのみそ汁	3.1	36	3.1	1.0
豆腐となめこのみそ汁	4.7	61	4.8	2.2
コンソメスープ	2.3	13	0.4	0.1
ミネストローネ	11.8	116	1.9	6.3
クラムチャウダー	14.5	281	21.3	14.4

※外食メニューは1人前の量です。
出典：日本食品標準成分表 2020年版

監修　前川 智（まえかわ さとし）

長野松代総合病院ダイエット科部長、消化器内科部長。日本肥満学会肥満症専門医・指導医。医学博士。 2010年より食事療法・行動療法・運動療法を組み合わせた正しい減量プログラムを行う「ダイエット入院」を実施。これまで1600人以上の患者さんが入院し、100%の人が減量に成功。著書に『イラスト&図解 ゼロから知りたい! 内臓脂肪の教科書』『イラスト&図解 ゼロから知りたい! 糖質の教科書』(ともに西東社)、『やぶ患者になるな!』(幻冬舎)などがある。

料理　牧野直子（まきの なおこ）

管理栄養士、料理研究家。スタジオ食《くう》主宰。女子栄養大学在学中より、株式会社ダイエットコミュニケーションズで栄養指導・教育に携わり、就職。その後、フリーランスの管理栄養士として活躍し、スタジオ食を設立。料理研究家として料理提案、料理制作を行うほか、管理栄養士としての観点から、栄養やダイエットに関する講演活動や栄養指導も行っている。日本肥満学会会員。日本食育学会会員・評議員。女子栄養大学生涯学習講師。

STAFF

ブックデザイン	清水桂（GRiD）
撮影	柴田愛子
スタイリング	梶本美代子
イラスト	カツヤマケイコ
校正	くすのき舎
執筆協力	小川裕子
撮影協力	UTUWA
編集協力	笹木はるか（ヴュー企画）

写真協力

敷島製パン株式会社
株式会社セブン&アイ・ホールディングス
フライスター株式会社
大塚食品株式会社
カゴメ株式会社

※2024年11月時点の商品画像です。

※本書は弊社発行『やせる!糖質オフ 決定版』を再編集し、改題したものです。
※栄養価等の情報は刊行当時のものです。

おなかからやせる!
内臓脂肪を落とす食事

2025年1月10日　第1刷発行

監　修	前川 智
著　者	牧野直子
発行所	株式会社永岡書店 〒176-8518 東京都練馬区豊玉上1-7-14 Tel.03-3992-5155(代表) Tel.03-3992-7191(編集)
DTP	編集室クルー
印刷・製本	クループリンティング

◎落丁本・乱丁本はお取り替えいたします。

ISBN978-4-522-44229-6 C2077